医药高等院校案例版教材

供高等职业教育护理、助产、临床医学、口腔医学、药学、医学检验技术、
医学影像技术、康复治疗技术等医学相关专业使用

医学遗传学

（第 5 版）

U0389417

主　编　赵　斌
副主编　祝继英
编　委（按姓氏汉语拼音排序）
　　　　陈晓芳（毕节医学高等专科学校）
　　　　杜晓敏（邢台医学高等专科学校）
　　　　谢玲林（四川护理职业学院）
　　　　赵　斌（四川护理职业学院）
　　　　祝继英（雅安职业技术学院）
　　　　钟　焱（长沙卫生职业学院）

科学出版社
北京

内 容 简 介

本教材在上版《医学遗传学》的基础上进行了内容更新，主要内容包括绪论、遗传的细胞学基础、遗传的分子学基础、遗传的基本定律、单基因遗传病、多基因遗传病、染色体遗传病、线粒体遗传病、人类生化遗传病、肿瘤遗传学、药物遗传学、遗传病的诊断与防治、遗传与优生及医学遗传学实验指导。本教材坚持以习近平新时代中国特色社会主义思想为指导，坚持弘扬中华传统优秀文化，坚持以课程思政，培养学生"敬佑生命、救死扶伤、甘于奉献、大爱无疆"的医者精神，充分挖掘课程育人元素，结合具体内容设计了案例、链接、医者仁心模块，并制作了配套课件。

本教材可供高等职业教育护理、助产、临床医学、口腔医学、药学、医学检验技术、医学影像技术、康复治疗技术等医学相关专业使用。

图书在版编目（CIP）数据

医学遗传学 / 赵斌主编 . —5 版 . —北京：科学出版社，2022.7
医药高等院校案例版教材
ISBN 978-7-03-072203-4

Ⅰ. 医… Ⅱ. 赵… Ⅲ. 医学遗传学 – 医学院校 – 教材 Ⅳ. R394

中国版本图书馆 CIP 数据核字（2022）第 074890 号

责任编辑：王昊敏 / 责任校对：杨 赛
责任印制：霍 兵 / 封面设计：涿州锦晖

科 学 出 版 社 出版
北京东黄城根北街16号
邮政编码：100717
http://www.sciencep.com

天津市新科印刷有限公司印刷
科学出版社发行 各地新华书店经销
*

2003年8月第 一 版 开本：850×1168 1/16
2022年7月第 五 版 印张：9
2024年8月第二十八次印刷 字数：273 000
定价：45.00元
（如有印装质量问题，我社负责调换）

前　言

Preface

党的二十大报告指出："培养造就大批德才兼备的高素质人才，是国家和民族长远发展大计。"教材是教学内容的重要载体，是教学的重要依据、培养人才的重要保障。本次教材编写旨在贯彻党的二十大报告精神和党的教育方针，落实立德树人根本任务，坚持为党育人、为国育才。

职业教育是国民教育体系和人力资源开发的重要组成部分，是广大青年打开通往成功成才大门的重要途径。习近平总书记强调，在全面建设社会主义现代化国家新征程中，职业教育前途广阔、大有可为。职业教育是培养技术技能人才、促进就业、创业创新、提高我国制造和服务水平的重要基础。职业教育教材应当围绕培养技术技能人才，为党育人，为国育才。"十四五"期间，我国职业教育进入了新的发展阶段，新发展格局构建和人才供给改革对职业教育发展提出了全新挑战，职业教育在整个教育体系和经济建设中的作用日益突出。职业教育从业者要立足新发展阶段，从贯彻新发展理念、服务新发展格局的高度深刻认识现代职业教育高质量发展的新使命。本教材坚持马克思主义指导地位，坚持以习近平新时代中国特色社会主义思想为指导，坚持弘扬中华传统优秀文化，坚持以课程思政，坚持培养学生"敬佑生命、救死扶伤、甘于奉献、大爱无疆"的医者精神，充分挖掘课程育人元素。

本教材在上版的基础上对部分章节进行了调整，采用双色印刷，图片更精美，印刷质量更高。教材内容分为三个模块：基础模块、技能模块和选修模块（在教材中以▲标出）。基础模块和技能模块是必修内容，是最基本的标准和各专业的共同要求。选修模块可依据教学任务的实际情况选择性使用。

教材的主要内容包括绪论、遗传的细胞学基础、遗传的分子学基础、遗传的基本定律、单基因遗传病、多基因遗传病、染色体遗传病、线粒体遗传病、人类生化遗传病、肿瘤遗传学、药物遗传学、遗传病的诊断与防治、遗传与优生及医学遗传学实验指导。在编写过程中，我们结合具体教学内容设计了链接、医者仁心和案例等正文穿插模块。在每章设置了目标检测题，供师生选择性使用。此外，学生和教师可通过多种途径访问"中科云教育"平台获取配套的数字化课程学习资源。

本教材建议学时为 36 学时，各学校可根据不同专业的教学要求灵活安排教学。

本教材在编写过程中得到了毕节医学高等专科学校、邢台医学高等专科学校、雅安职业技术学院、长沙卫生职业学院及四川护理职业学院的大力支持，在此表示感谢。

由于编者的能力和水平有限，教材中可能存在不足之处，恳请广大师生批评指正。

赵　斌

2023 年 5 月

配 套 资 源

欢迎登录"中科云教育"平台，**免费**数字化课程等你来！

"中科云教育"平台数字化课程登录路径

电脑端

- 第一步：打开网址 http://www.coursegate.cn/short/Q2XSX.action
- 第二步：注册、登录
- 第三步：点击上方导航栏"课程"，在右侧搜索栏搜索对应课程，开始学习

手机端

- 第一步：打开微信"扫一扫"，扫描下方二维码

中科云教育

- 第二步：注册、登录
- 第三步：用微信扫描上方二维码，进入课程，开始学习

PPT 课件，请在数字化课程中各章节里下载！

目　录

Contents

第**1**章 绪 论

第1节 医学遗传学概述

医学遗传学（medical genetics）研究的对象是人类，研究的内容是人类疾病与遗传的关系，包括遗传病的病因、形成机制、传递方式、诊断、治疗、预后、再发风险及预防措施，研究目的在于控制遗传病在家族中的传递，减少对人类的危害，促进人类健康。

一、医学遗传学的概念

医学遗传学是应用遗传学的理论和方法，研究遗传因素在人类疾病的发生、流行、诊断、预防和遗传咨询等方面的作用机制及其规律的科学。随着科学的发展和各个学科的相互渗透，医学遗传学与生物化学、生理学、神经科学、免疫学、病理学、药理学和社会医学等学科的关系越来越紧密，并形成了侧重研究各种遗传病的临床诊断、产前诊断、治疗、预防及遗传咨询的临床遗传学。

"种瓜得瓜，种豆得豆"，这种性状由亲代向子代传递的现象和过程称为遗传。"一母生九子，连母十个样"，这种子代与亲代之间及群体内不同个体之间有差异的现象称为变异。在不同的疾病中，遗传因素与环境因素的作用所占比例不同。医学遗传学的主要任务就是研究疾病遗传学方面的属性，以便能采取有效的防治措施，提高人类健康水平。

二、医学遗传学的主要分支学科

医学遗传学是一门将医学与遗传学结合起来的学科，随着现代生物学的发展而不断扩展。其研究范围主要包括分子水平的研究、细胞水平的研究和个体及群体水平的研究。随着医学遗传学的迅速发展，医学遗传学已经建立了许多的分支学科。

1. 分子遗传法　研究基因的结构、突变、表达、调控等在遗传病患者中的改变。
2. 细胞遗传学　研究人类染色体结构、畸变类型、畸变发生的频率与疾病发生的关系。
3. 肿瘤遗传学　研究肿瘤发生、发展和转移的遗传规律。
4. 药物遗传学　研究药物反应个体差异的遗传学基础。
5. 免疫遗传学　研究免疫反应的遗传基础，为临床输血、器官移植等提供依据。
6. 生化遗传学　研究分子水平的遗传物质改变所导致的分子疾病或先天性疾病。
7. 行为遗传学　研究人类行为的遗传控制。
8. 发育遗传学　研究发育过程中，双亲基因组的作用、同源框的作用、基因的表达时序等。
9. 表观遗传学　研究不涉及 DNA 序列改变的基因表达和调控的可遗传修饰。

三、医学遗传学的研究方法

1. 系谱分析法　是指对患者家族所有成员的发病情况开展追踪调查，绘制系谱，确定遗传病的类型及遗传方式。

2. 群体筛查法　是采用一种或几种简便、准确的方法，对某一人群进行某种遗传病的普查，确定遗传病的发病率和基因频率。

3. 双生子法　双生子分为单卵双生和双卵双生两种。该法是通过比较单卵双生和双卵双生表型特征的一致性，估计某种疾病是否与遗传因素有关。若某种疾病在两种双生子中的发病率差异不显著，表明该病主要受环境因素的影响；若某种疾病在两种双生子中的发病率差异显著，表明该病与遗传因素有关。

4. 种族差异比较　种族是在地理和文化方面相对隔离的人群，也是在繁殖上相对隔离的群体。若某种疾病在不同种族中的发病率、发病性别、发病年龄、临床表现及合并症有显著差异，表明该病与遗传因素密切关联。

5. 疾病组分分析　如某些复杂疾病的发病机制不清，可采取疾病组分分析。即先将疾病分解为若干组分（环节），对各组分进行单独的研究，如能确定某些组分是受遗传控制的，表明该病与遗传因素有关。

6. 伴随性状研究　如果某种疾病经常伴随另一种已确定由遗传决定的性状或疾病出现，提示该病与遗传有关。

7. 动物模型　由于直接研究人类遗传病受到一定限制，患有遗传病的动物或培养典型遗传病的实验动物模型可以作为研究人类遗传病的辅助手段。

8. 染色体分析法　对有多发畸形、体格和智力发育不全的患者或孕早期有反复流产史的女性，若怀疑存在染色体异常，可对患者或孕妇进行染色体核型分析，从而确定其染色体是否存在异常。

9. 家系调查法　指调查某种疾病在患者亲属中的发病率，并将其与一般人群的发病率进行比较的方法。若该病与遗传因素相关，则患者亲属的发病率常明显高于一般人群的发病率或高于非患者亲属的发病率，表现出家族聚集性。

四、医学遗传学的发展简史

（一）发展初期

18世纪中叶，法国人 M.de Maupertuis 研究了多指（趾）和皮肤缺乏色素的家系，发现这两种疾病的遗传方式不同。1814年，J.Adams 发表《论临床所见疾病的遗传可能性》，对先天性疾病、家族性疾病和遗传性疾病之间的差异，以及遗传病的发病年龄、环境因素、近亲结婚等问题进行了阐述和分析。

（二）遗传学的诞生

遗传学奠基人奥地利学者孟德尔（G.Mendel）于1856年开始进行豌豆、玉米等植物杂交实验，其中以豌豆杂交实验的研究尤为深入，最终于1865年发表了《植物杂交试验》，提出了分离定律和自由组合定律。1909年丹麦生物学家约翰逊（W.Johannsen）提出了"基因"（gene）的概念，代替孟德尔假设的"遗传因子"，并提出了基因型和表型的概念。同年，瑞典学者 H.Nilsson-Ehle 对数量性状的遗传提出多因子假说，用多基因的累加效应和环境因素的共同作用阐明数量性状的传递规律。美国学者摩尔根（T.H.Morgan）通过果蝇杂交实验发现了性连锁遗传现象，揭示了遗传学上的第三个遗传学定律——连锁与互换定律。遗传学三大定律的确定为医学遗传学的发展奠定了坚实的基础。

（三）医学遗传学的迅猛发展

医学遗传学是在遗传学理论的推动下，运用人类细胞遗传学和生化遗传学等学科的知识逐步建立和完善的遗传学分支学科。

1923 年 T.Painter 用组织连续切片法进行研究，确定了人类体细胞的染色体数目是 48 条。1952 年华裔学者徐道觉建立了细胞低渗制片技术，由此人类对染色体的研究取得了重大进步。1956 年华裔学者蒋有兴发现利用秋水仙碱能抑制纺锤丝和纺锤体的形成，实现了对细胞内染色体的细微观察，同时，蒋有兴和 A.Levan 利用人胚肺组织细胞培养，确定了正常人体细胞染色体数是 46 条而非 48 条。1959 年，J.Lejeune 首次发现唐氏综合征患者是由体细胞中多了一条 21 号染色体所致。1960 年，P.C.Nowell 在慢性粒细胞白血病患者的细胞中首次发现异常染色体，并将其命名为费城染色体（Ph 染色体）。1968 年，瑞典学者 T.Caspersson 用荧光染料染色法，发现染色体可显示出不同的带型，即 Q 显带，后来相继发现了 G 显带、C 显带和 R 显带等。随着研究技术的不断发展，经过多次国际会议，最终确定了染色体命名的国际统一标准——《人类细胞遗传学命名的国际体制》（ISCN，1971）。

1899 年，英国学者 A.E.Garrod 发表了有关尿黑酸尿症的论文，深入研究了尿黑酸尿症、白化病等疾病，并提出了代谢缺陷的概念。1909 年，他首次提出"某些终身不愈疾病的病因，在于支配某一代谢步骤的酶活力的降低或丧失"。1941 年，G.W.Beadle 和 E.L.Tatum 发表了红色链孢霉生化遗传的经典论文，提出了一个基因一种酶的假说，为生化遗传学的确立和发展奠定了基础。1949 年，美国 L.Pauling 在镰状细胞贫血患者的红细胞内发现了异常的血红蛋白分子，称为血红蛋白 S（HbS），由此提出了分子病的概念。

1944 年，O.Avery 用肺炎链球菌转化实验首次证明遗传物质是 DNA。1953 年，沃森（J.Watson）和克里克（F.Crick）发现 DNA 双螺旋结构，提出了 DNA 半保留复制假说，由此，遗传学的研究进入了分子水平阶段，分子遗传学诞生。20 世纪 60 ～ 70 年代限制性内切酶的发现、DNA 重组技术的出现，20 世纪 80 年代聚合酶链反应（polymerase chain reaction，PCR）等技术的建立使人类对遗传病的病因、发病机制、肿瘤遗传、基因诊断、基因定位和基因治疗等的认识和研究进入一个崭新的阶段。

1990 年，人类基因组计划（human genome project，HGP）作为人类国际共同协作的课题，计划在 15 年内完成人类 DNA 测序。2006 年 5 月 18 日英、美科学家在 *Nature* 杂志上发表了人类 1 号染色体的基因测序图，至此，在美、英、日、法、德、中六国的共同努力下，人类染色体的全部测序工作顺利完成。人类基因组测序的完成促使医学遗传学发生革命性的转变。

2006 年，Karl Deisseroth 等首次提出了光遗传学的概念，其是指将光控制技术和遗传学技术相结合，用以进行细胞生物学研究的新技术，即将光敏感的离子通道蛋白质表达于可兴奋的靶细胞或靶器官上，利用相应波长的光照激活光敏感通道以实现细胞、组织、器官及动物生理功能的精细调控。光遗传学已应用于多种疾病的治疗研究，如抑郁症、帕金森病等。

五、医学遗传学在现代医学中的作用

医学遗传学是介于基础医学与临床医学之间的学科。绝大多数疾病的发生、发展和转归都是内在（遗传）因素和外在（环境）因素综合作用的结果。遗传病的诊断、预防和治疗，不仅涉及生物化学、生理学、胚胎学、免疫学、药理学、病理学、微生物学等多门基础医学学科，而且也需要预防医学、临床医学的相应知识。

（一）在临床遗传病研究中的作用

人类的遗传病，是指由于人的生殖细胞或体细胞中的遗传物质发生改变而导致机体结构和功能异常的疾病。因此，遗传病具有家族聚集现象和垂直传递等特点。目前，遗传病已成为影响人口素质的重要病种。如果将染色体遗传病、单基因遗传病和多基因遗传病汇总合计，人群中有 20% ～ 25% 的人受其所累。据遗传流行病学调查，约 50% 的自然流产由染色体畸变引起；1 岁以内死亡的婴儿中，先天畸形居首位；儿童智力发育不全者约 80% 由遗传因素所致。因此，在临床医学研究工作中，遗传病的研究和防治任务十分艰巨。

（二）在优生优育中的作用

我国是人口大国，也是出生缺陷高发国家，优生优育和遗传咨询工作越来越重要和迫切。应用医学遗传学的理论知识和技术来指导人类的生育，可以减少遗传病对人类的危害，提高人口素质，达到优生优育的目的。

（三）在卫生保健研究工作中的作用

卫生保健工作是从人体健康的新概念出发，对个体和群体采取预防与保健相结合的综合措施，提高环境质量和生活质量，控制影响人体健康的各种因素，以达到保护健康、促进健康、预防疾病、延长寿命的目的。要做好卫生保健方面的工作，必须要掌握医学遗传学的基础理论知识。

> **链接**
>
> **靶向治疗**
>
> 靶向治疗是在细胞分子水平上，针对已经明确的致癌位点进行治疗的治疗方式。应用靶向技术向肿瘤区域精确递送药物的靶向治疗和利用肿瘤特异的信号转导或特异代谢途径进行控制的靶向治疗是肿瘤研究的热点。靶向治疗药物进入人体后，可特异性地结合致癌位点，使肿瘤细胞特异性死亡，而不会波及肿瘤周围的正常组织细胞，避免了药物对体内正常快速增殖细胞的抑制作用，减少了治疗的不良反应，因此分子靶向治疗又被称为"生物导弹"。

第2节 遗传病概述

一、遗传病的概念及其特征

遗传病（genetic disease）是由于生殖细胞内的遗传物质发生改变而引起的疾病，也称为遗传性疾病。遗传物质的改变既可发生在生殖细胞，也可发生在体细胞。遗传病具有以下特征。

1. 遗传物质改变　是遗传病就必然有遗传物质的改变，这是遗传病最本质的特征。遗传物质的改变可以是基因突变、染色体畸变或细胞质中线粒体 DNA 的改变。

2. 遗传性　遗传物质改变可通过复制由母细胞传递给子细胞，改变的遗传物质既可在细胞间传递，又可由亲代传递给子代。在家系中常可观察到遗传病从上一代传给下一代，但是并非所有的遗传病都能在家系中观察到。

3. 家族聚集性　遗传病表现为家族聚集现象，在一个家系中有多个成员患病。

4. 先天性　指遗传病的发病基础与生俱有，但是，并非所有遗传病患者出生时就表现出症状，有的遗传病患者 30 ～ 40 岁才发病。

5. 终生性　遗传病常伴随患者一生，通过治疗可以缓解或减轻，但无法改变遗传物质本身。大多数遗传病无法治愈。

> **链接**
>
> **先天性疾病和家族性疾病**
>
> 先天性疾病是指个体出生后就表现出的疾病，常是由于母亲在妊娠期间接触环境有害因素，或缺乏某些营养成分如叶酸等，引起的胎儿先天异常。引起先天性疾病的因素可能是遗传物质的改变，也可能是非遗传因素。因此，先天性疾病不一定是遗传病。在先天性疾病中约10%是遗传病，大多是由遗传和环境因素共同作用的结果。家族性疾病是指表现出家族聚集现象的疾病。在一个家系中有多个成员患病，主要是由共同生活的环境、生活习惯等所导致。有的遗传病是因为从共同的祖先继承了致病基因而表现出家族聚集性，而有的遗传病是由新的突变产生或由体细胞遗传物质改变引起的，呈散发性，不表现为聚集性。因此，家族性疾病不一定都是遗传性疾病。

二、遗传病的分类

1. 单基因遗传病（single gene disease）　是由染色体上某一对等位基因发生突变而导致的疾病，简称单基因病。依据致病基因的显隐性质及所在染色体的种类不同，单基因遗传病分为 X 连锁显性遗传病、X 连锁隐性遗传病、Y 连锁遗传病、常染色体显性遗传病、常染色体隐性遗传病。大多数单基因遗传病呈明显的孟德尔式遗传。

2. 多基因遗传病（polygenic inherited disease）　是由多对基因与环境因素共同作用所导致的疾病，简称多基因病。多基因遗传病有家族聚集现象，但没有像单基因遗传病那样明显的家系传递规律。

3. 染色体遗传病（chromosomal disease）　是由染色体结构或数目异常而导致的疾病，简称染色体病。染色体畸变涉及众多的基因，临床上患者表现为复杂的临床症状。从本质上看，染色体遗传病涉及一个或多个基因结构或数量的变化，故其对个体的危害往往大于单基因遗传病或多基因遗传病。常见的染色体病有唐氏综合征等。

4. 线粒体遗传病（mitochondrial genetic disease）　是由线粒体基因突变导致的疾病，简称线粒体病。线粒体是细胞质中的一种细胞器，在线粒体中含有 DNA。线粒体 DNA 是独立于细胞核外的遗传物质，称为线粒体基因组。

5. 体细胞遗传病（somatic cell genetic disease）　是由体细胞内的遗传物质改变所引起的疾病。体细胞遗传病一般不向后代传递，肿瘤、先天畸形等均属于体细胞遗传病。

三、遗传因素与环境因素在疾病发生中的作用

遗传病大多是遗传因素和环境因素共同作用的结果，在不同的疾病中各因素作用有所差异。根据遗传与环境因素对发病作用的不同，遗传病可分为三类。第一类主要由遗传因素决定，但该类遗传病的发生与环境因素并非毫无关系，主要包括单基因遗传病和染色体遗传病；第二类主要由遗传因素决定，环境因素是主要诱因；第三类是遗传因素和环境因素对发病都起作用。在不同的遗传病中，遗传因素对发病作用的大小由遗传率决定（见第 6 章第 2 节）。

四、遗传病对人类的危害

1. 遗传病病种数目增长迅速　在线人类孟德尔遗传（OMIM）数据库 2022 年 7 月收录的人类单基因遗传病、遗传性状及相应基因总条目数为 26 496 个，其中常染色体遗传条目 25 025 个，X 连锁遗传条目 1337 个，Y 连锁遗传条目 63 个，线粒体遗传条目 71 个。

2. 遗传因素导致出生缺陷　2018 年《关于印发全国出生缺陷综合防治方案的通知》指出，目前已知的出生缺陷超过 8000 种，基因突变等遗传因素和环境因素均可导致出生缺陷发生。据估算，我国出生缺陷总发生率约 5.6%。出生缺陷严重影响儿童的生存和生活质量，给患儿及其家庭带来巨大痛苦和经济负担。

3. 遗传因素是恶性肿瘤的重要病因　随着烈性传染病的有效控制和人类平均寿命的延长，作为体细胞遗传病的恶性肿瘤已成为严重危害人类健康的重大疾病。据《2020 年全球癌症统计报告》统计，癌症居于大部分国家 30 ～ 69 岁居民死因的前 2 位。预计全球每年新发癌症病例将从 2018 年的 1800 万人增加到 2040 年的 2700 万人，上升 50%。

4. 遗传因素可能导致不育和流产　目前，我国自然流产率占全部妊娠总数的 10% ～ 15%，其中约 50% 是由各种染色体畸变引起的。原发性不育不孕约占已婚夫妇的 1/10。

5. 隐性有害基因对人类健康构成潜在性威胁　在正常人群中，平均每人携带 5 ～ 6 个隐性有害基因。这些有害的致病基因可传给后代，一旦形成纯合子便可发病。

6. 遗传因素是智力低下的主要病因　我国 0 ～ 14 岁儿童智力低下总发生率约为 1.5%，智力低下是影响我国人口素质的重要因素。在我国，不同程度的智力低下患者中约 40% 是由遗传因素所致，主

要包括染色体遗传病和先天性代谢病。

　　7. 遗传因素引起的其他常见病　糖尿病、冠心病、高血压、精神分裂症、动脉粥样硬化等均与遗传因素有关。

◎ 目标检测

A₁ 型题

1. 恶性肿瘤通常属于（　　　）
    A. 单基因遗传病　　　　B. 多基因遗传病
    C. 线粒体遗传病　　　　D. 体细胞遗传病
    E. 染色体遗传病

2. 通过比较发病一致性的差异来估计某种疾病是否有遗传基础的医学遗传学研究方法是（　　　）
    A. 双生子法　　　　　　B. 群体筛查法
    C. 疾病组分分析　　　　D. 染色体分析法
    E. 家系调查法

3. 由多对基因与环境因素共同作用引起的疾病是（　　　）
    A. 多基因遗传病　　　　B. 单基因遗传病
    C. 染色体遗传病　　　　D. 体细胞遗传病
    E. 恶性肿瘤

4. 调查某种疾病在患者亲属中的发病率，将其与一般人群的发病率进行比较，以判断该病的发生是否与遗传有关的方法，称为（　　　）
    A. 种族差异比较　　　　B. 系谱分析法
    C. 家系调查法　　　　　D. 群体筛查法
    E. 染色体分析法

5. 下列关于遗传病与先天性疾病、家族性疾病的关系说法正确的是（　　　）
    A. 遗传病的症状在出生时一定表现出来
    B. 家族性疾病一定是遗传病
    C. 遗传病常表现为家族聚集性
    D. 先天性疾病一定是遗传病
    E. 遗传病一定是先天性疾病

（赵　斌）

第 2 章
遗传的细胞学基础

细胞（cell）是生物体形态结构和功能的基本单位。除病毒外，所有生物体都是由细胞组成的。细胞具有独立的、有序的自控代谢体系，是代谢与功能的基本单位。细胞具有遗传的全能性，遗传物质的储存、复制、表达和传递等重要功能都是在细胞内实现的。

第 1 节　人类细胞的基本结构

细胞分为原核细胞和真核细胞两类，其主要区别在于有无典型的细胞核。真核细胞是指细胞核被明显的核膜所包围的细胞，且细胞中存在膜相结构。人类细胞皆为真核细胞。人体由数以万亿计的细胞组成，它们形态多样，常与细胞所处位置和功能有关。如神经元呈多角形并有星状突起，骨细胞呈扁椭圆形，精子呈蝌蚪形，上皮细胞有扁平形、立方形和柱状等形态（图 2-1）。

构成人体的各类细胞虽数量、形态和大小差异较大，但都有共同的基本结构。在光学显微镜下观察，可见真核细胞由细胞膜、细胞质和细胞核三部分组成。在电子显微镜下观察，真核细胞是由膜相结构和非膜相结构两部分组成。膜相结构包括细胞膜、线粒体、内质网、高尔基体、溶酶体和过氧化物酶体等；非膜相结构包括核糖体、中心体、染色体、核仁和细胞骨架等。

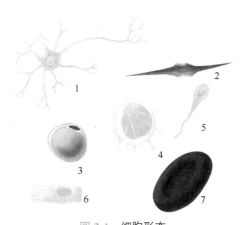

图 2-1　细胞形态

1. 神经元；2. 平滑肌细胞；3. 脂肪细胞；
4. 白细胞；5. 精子；6. 柱状细胞；7. 红细胞

医者仁心
咬定青山不放松的刘青松药物学团队

抗肿瘤靶向药物是临床治疗肿瘤的重要手段，然而药物检测体系的落后严重制约着我国自主研发创新靶向药物的进程。中国科学院合肥物质科学研究院强磁场科学中心刘青松药物学团队从零开始，不断攻克技术难点，于 2017 年建成了世界上规模最大的基于癌症激酶靶点的高通量细胞筛选库。该库几乎覆盖了目前已知的与肿瘤发生发展相关的全部激酶及激酶突变细胞，刘青松药物学团队为国内新药创制领域检测体系做出了重要贡献。

一、细　胞　膜

细胞膜又称质膜，是细胞外周的一层薄膜，厚度约为 7.5nm。细胞膜主要由脂类、蛋白质和糖类构成，其中脂类和蛋白质是细胞膜的主体成分，糖类含量较少，多以糖脂和糖蛋白的复合多糖形式存在。细胞膜的主要功能为参与构成细胞结构的边界，维持细胞形态；选择性地进行物质的跨膜运输，调控细胞内外物质交换，维持渗透压平衡；抵御病原体的侵害，具有保护细胞的作用。细胞膜是细胞能量转换和信息传递的场所，与细胞的代谢调控、基因表达、细胞识别等密切相关。

二、细　胞　质

细胞质是细胞膜与细胞核之间的部分，细胞的大部分生命活动都是在细胞质内进行的。细胞质主要由细胞器、胞质溶胶和细胞骨架组成（图2-2）。

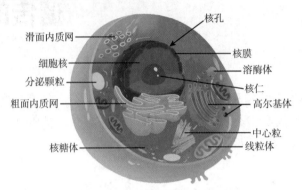

图 2-2　人类细胞结构示意图

（一）细胞器

细胞器位于细胞质内，是具有一定形态、化学组成和特定功能的结构单位。真核细胞的细胞器有线粒体、核糖体、中心体等。

1. 线粒体　光镜下线粒体多为线状、粒状和杆状等，一般来讲，在新陈代谢旺盛的细胞中线粒体多，反之则少。电镜下，线粒体是由双层膜包围而成的封闭性囊状结构，主要由外膜、内膜、基质颗粒、膜间隙和基质组成（图2-3）。

线粒体的化学成分主要是蛋白质和脂类，此外还含有 DNA、RNA、核糖体、酶类、维生素、金属离子和水等。主要功能是通过氧化磷酸化作用合成腺苷三磷酸（ATP），为细胞生命活动提供能量，其是细胞的供能中心，又称为细胞内的动力工厂。

2. 核糖体　电镜下，核糖体为直径 15 ～ 25nm 的致密小颗粒，常见于细胞内蛋白质合成旺盛的区域，是蛋白质合成的场所。其化学成分主要是核糖体 RNA（rRNA）和蛋白质。核糖体由大小不同的两个亚单位构成，分别称为大亚基和小亚基（图2-4）。大小亚基在细胞内常游离于细胞质中，只有当小亚基与 mRNA 结合后，大亚基才与小亚基结合形成完整的核糖体。肽链合成终止后，大小亚基解离，重新游离在细胞质中。核糖体分为游离核糖体和附着核糖体。以游离形式分布在胞质溶胶中的核糖体称为游离核糖体，主要合成细胞所需的基础性蛋白；附着在粗面内质网膜上的核糖体称为附着核糖体，主要合成分泌性蛋白。

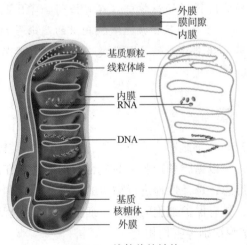

图 2-3　线粒体的结构

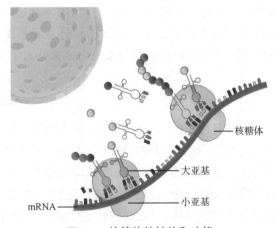

图 2-4　核糖体的结构和功能

3. 中心体　是细胞中一种重要的非膜相结构的细胞器，由中心粒和其周围的无定形基质组成。中心体的基质为多种蛋白质，包括微管依赖性动力蛋白、调控蛋白等。中心体是细胞分裂时内部活动的中心，参与细胞的分裂，确保细胞分裂过程的对称性和双极性。同时，在染色体的精确分离、细胞器的定向运输及细胞成形和运动等方面也起着重要作用。

真核细胞其他细胞器的形态结构和功能见表 2-1。

表 2-1　真核细胞其他细胞器的形态结构和功能

细胞器	形态结构	功能
内质网	粗面内质网：表面附着有大量核糖体，为扁平囊状	合成和转运蛋白质，其分布情况及发达程度可作为判断细胞功能和分化程度的指标
	滑面内质网：表面无核糖体附着，为管泡状	参与脂类和糖原的合成，具有解毒功能，与肌肉收缩有关
高尔基体	由扁平囊、小囊泡和大囊泡组成	参与细胞的分泌活动，参与膜的转化
溶酶体	内含多种水解酶，为囊泡状，有内体性溶酶体和吞噬性溶酶体两类	是细胞内消化器，对细胞内外物质进行消化；参与器官、组织退化和更新；参与激素分泌
过氧化物酶体	内含氧化酶、过氧化物酶和过氧化氢酶，为圆形或椭圆形小体	分解过氧化氢，对细胞有保护作用；参与核酸、脂肪和糖的代谢

（二）胞质溶胶

胞质溶胶是细胞质中均质而半透明的胶状物质，其化学成分有水、无机离子、脂类、糖类、氨基酸、核苷酸及其衍生物、RNA 等。它的主要功能是为细胞器提供维持其正常结构所需的环境，供给细胞器完成其功能活动所需的底物，是细胞进行某些生化反应的场所。

（三）细胞骨架

细胞骨架是由蛋白纤维交织而成的立体网状结构。在真核细胞中，细胞骨架由微管、微丝和中间纤维组成。细胞的特定形态维持、细胞内部结构的有序性，以及物质的定向运输、细胞运动、信息传递和能量转换等均依赖细胞骨架。

三、细　胞　核

细胞核是细胞遗传与代谢等生命活动的调控中心，控制着细胞和生物体的生长、发育、遗传与变异。大多数细胞一旦失去细胞核，生命活动就会停止。细胞核的出现是生物进化史上极其重要的转折点，是原核细胞进化为真核细胞的标志。细胞核的形态大多与细胞的形态相适应，有球形、椭圆形、蹄铁形和分叶状等，但也可完全无规律。细胞核的数目因细胞种类的不同而有所区别，一般一个细胞只有一个核，少数细胞为双核（如人的肝细胞和肾细胞等）或多核（如横纹肌细胞和破骨细胞等）。细胞核通常位于细胞的中央，如幼年期的细胞；在有极性的细胞中，细胞核的位置会发生一定变化，如柱状上皮细胞的核常位于细胞基底侧。

细胞核的形态在细胞周期的不同时期变化很大。细胞在两次分裂之间的时期称为细胞间期，间期的细胞核由核膜、核仁、染色质和核基质四部分组成（图 2-5）。分裂期核膜、核仁消失，染色质转化为染色体。

（一）核膜

核膜位于核的表面，电镜下可观察到其由外核膜、内核膜、

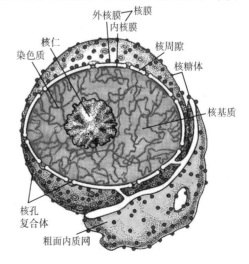

图 2-5　细胞核结构模式图

核周隙、核孔复合体和核纤层组成。外核膜上常附有核糖体，其形态和功能与粗面内质网相近，且与粗面内质网相连。内核膜光滑，其上附着有由酸性蛋白质分子的聚合物组成的致密纤维网络，称为核纤层，对内核膜有支持作用。核纤层纤维蛋白质的一端与内核膜的特殊部位结合，另一端与染色质的特殊位点紧密接触。核纤层在细胞周期中可发生可逆性解聚和重组，对核膜的崩解与重建有调节作用。核纤层磷酸化使核膜崩解，去磷酸化时核膜重塑。内外核膜间的腔隙称为核周隙，里面含有多种蛋白质和酶，是核质之间活跃的物质交换通道。核孔复合体贯穿核膜的内外两层，由核孔、孔环颗粒、边围颗粒和中央颗粒组成。核孔复合体使细胞质和核基质相连，是细胞质与细胞核进行物质交换的重要通道。功能旺盛的细胞，核孔复合体的数量较多。

核膜作为细胞质和细胞核之间的界膜，包绕染色质和核仁，形成核内微环境，使 DNA 复制、RNA 转录与蛋白质合成在时间和空间上独立进行。核膜是核质间物质交换、信息交流的通道。核膜的崩解和重塑在细胞分裂中有着重要作用。

（二）核仁

核仁是无膜包绕的海绵体状网格结构，均质状，折光性强，呈圆球形。一个细胞通常有 1～2 个核仁，有时为多个。核仁的大小、数目、形态随生物种类、细胞类型和生理状态的不同而异。核仁的主要化学成分是 RNA、DNA 和蛋白质。一般认为核仁的结构由纤维中心、致密纤维成分和颗粒成分组成，其主要功能是合成、加工 rRNA 和组装核糖体亚单位。

（三）核基质

核基质充满整个核空间，是细胞核内不定形的液态状物质，主要化学成分为水、蛋白质、RNA 和酶类等。核基质内有纤维状蛋白组成的骨架系统，称为核骨架。核骨架的基本形态与细胞骨架相似。核基质是 DNA、核仁等的支撑结构，在染色体构建、基因表达、DNA 复制和细胞分裂分化等生命活动中发挥重要作用。

（四）染色质及性染色质

染色质是细胞核中易被碱性染料着色的物质，主要化学成分为 DNA、组蛋白、非组蛋白和少量 RNA 等。DNA 与组蛋白是染色质的稳定成分，非组蛋白与 RNA 的含量随细胞的生理状态不同而变化。组蛋白有五种，分别是 H1、H2A、H2B、H3 和 H4，H1 富含赖氨酸，H3 和 H4 富含精氨酸，H2A、H2B 介于两者之间。一般认为，组蛋白与 DNA 结合可抑制 DNA 的复制和转录，起到稳定染色质结构和功能完整性的作用。

在细胞分裂过程中，染色质高度螺旋化，缩短变粗，形成的条状或棒状结构称为染色体。染色质和染色体是同一种物质在不同的细胞周期所表现出的两种存在形式。不同生物的染色体数目、形状和大小各不相同，但对同一种生物来说则具有相对稳定性，如人类体细胞中染色体是 46 条（23 对），其中常染色体 44 条（22 对），性染色体 2 条（1 对）。染色体是储存、复制和传递遗传信息的主要物质基础，与生物的遗传变异有着重要的关系。

1. 组成单位　　人们在 20 世纪 70 年代就已经通过电子显微镜和 X 射线衍射发现了染色质的组成单位，染色质的基本组成单位为核小体（图 2-6）。

每一个核小体由两部分构成，一部分为主体，是由等量的组蛋白分子（H2A、H2B、H3 和 H4）各两个聚合在一起形成的八聚体分子结构，八聚体外面由长度约有 146 个碱基对（base pair，bp）的 DNA 链缠绕 1.75 圈；另一部分是连接两个主体的连接部，是由一个组蛋白分子 H1 和长度 50～60bp 的 DNA 链构成。许多核小体相互串联起来，就构成了串珠状的染色质细丝。每 6 个核小体环绕排列成一圈，串珠状的染色质细丝缩短变粗为直径 30nm 的二级结构，称为螺线管，螺线管再进一步反复折叠盘旋形成染色体（图 2-7）。

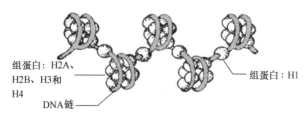

图 2-6 核小体的结构模式图

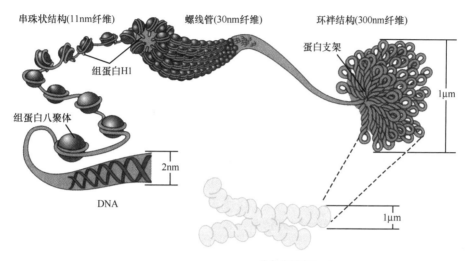

图 2-7 染色质到染色体变化过程图

2. 分类 在细胞间期，根据细胞核内染色质呈现的螺旋化程度不同，可将染色质分为常染色质和异染色质两类。常染色质通常位于细胞核内中央位置，均匀分布，碱性染料着色较浅而均匀，螺旋化程度低，呈松散状，具有转录活性。异染色质通常位于细胞核膜内缘，碱性染料着色深，螺旋化程度高，呈凝集状态，很少进行转录，不具有转录活性。异染色质有两种：①结构异染色质，在细胞中总是呈现凝集状，不具有转录活性，是异染色质的主要类型。②兼性异染色质，在特定细胞或者在特定发育阶段由常染色质转变而来，在凝集时失去转录活性，当恢复松散状态后，又能够转变为常染色质，恢复转录活性。人类的 X 染色质就是一种兼性异染色质。

3. 性染色质 存在于间期的细胞核中，临床上利用性染色质的检查可以进行性别鉴定和诊断性染色体数目异常所致的疾病等。人类性染色质有 X 染色质和 Y 染色质两种（图 2-8）。

在正常女性个体细胞间期细胞核的核膜内缘，可见一个被碱性染料浓染的小体，直径约 1μm，呈椭圆形，称为 X 小体（又称 X 染色质）。

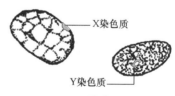

图 2-8 性染色质

正常男性没有 X 染色质。正常男性与女性之间不仅 X 染色质存在差异，而且女性两个 X 染色体上基因的产物与男性一个 X 染色体的基因产物数量接近相等，因此 X 连锁的基因突变所致疾病，女性纯合子的病情与男性半合子的病情相当。对此，1961 年，M.Lyon 提出了 X 染色体失活假说并对其进行解释。要点为：①正常女性的两条 X 染色体中只有一条有转录活性，另一条 X 染色体失去转录活性。这条失活的 X 染色体在间期细胞核中螺旋化，呈异固缩状态，形成一个贴近核膜内缘的浓染小体，即 X 染色质。② X 染色体的失活发生于胚胎发育的早期，在胚胎发育的第 16 天左右。③ X 染色体的失活是随机发生的，失活的染色体可以是来自父亲的，也可以是来自母亲的，两者概率相等。但是，一旦细胞内的一条 X 染色体失活，由此细胞分裂产生的所有后代细胞也总是这一条 X 染色体失活。④在形成生殖细胞时，失活的 X 染色体被重新激活。

正常女性两条 X 染色体中只有一条有转录活性，另一条形成 X 染色质。正常男性只有一条 X 染色体，不形成染色质。这样，男、女细胞中 X 染色体上连锁的基因产物在数量上是平衡的，称为 X 染色体的剂量补偿效应（dosage compensation effect）。当细胞内 X 染色体数目超过两条时，仍只有一条保持活性，其余都形成异固缩状的 X 染色质。因此，一个细胞中所含的 X 染色体数等于 X 染色质数 +1。

正常男性的间期细胞用荧光染料染色后，在核中可以看到一个圆形或椭圆形、直径约 0.3μm 的荧光小体，称为 Y 染色质。其形成是因为 Y 染色体长臂远端部分为异染色质，可被荧光染料染色后发出强荧光。Y 染色质为男性细胞所特有，女性细胞中不存在。正常男性一个体细胞中含有一个 Y 染色质，即体细胞中 Y 染色体数等于 Y 染色质数。

第 2 节　人类染色体

案例 2-1

18 三体综合征（爱德华综合征，Edwards 综合征）在新生儿中的发病率为 1/8000 ～ 1/3500，出生后患儿的平均寿命只有 2 个月。其临床主要表现为患儿生命力严重低下，生长、运动和智力发育迟缓，多发畸形。研究发现，80% 的患儿 18 号染色体比正常人多了一条。

问题：1. 爱德华综合征患儿的核型怎么描写？

2. 核型分析的意义是什么？

1888 年 W.Waldeyer 最先提出"染色体"一词。但由于当时实验技术方法的限制，加上人类染色体较多，直到 1956 年华裔学者蒋有兴等证明人类染色体的数目是 46 条后，人们才开始系统、科学地研究人类染色体。

一、人类染色体的形态结构和分类

（一）人类染色体的形态

染色体在细胞分裂的不同时期会呈现出各种不同的形态特征，主要有以下四种形态（图 2-9）。

1. **单分体**　染色体的着丝粒纵裂之后，两条染色单体分开，每条染色单体称为一个单分体。

2. **二分体**　由同一着丝粒连接两条染色单体，称为二分体。

3. **同源染色体**　一条来自父方，另一条来自母方，形态、大小、结构完全相同的一对染色体，称为同源染色体。

4. **四分体**　配对的同源染色体，由于每条染色体由二分体构成，称为四分体，亦称为二价体。其中同一着丝粒连接的染色单体互为姐妹染色单体（sister chromatid），而非同一着丝粒连接的染色单体则互为非姐妹染色单体（non-sister chromatid）。

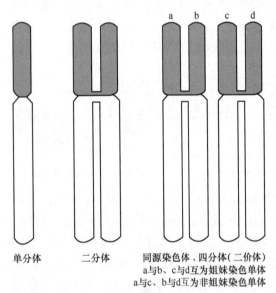

单分体　　二分体　　同源染色体、四分体（二价体）
a 与 b、c 与 d 互为姐妹染色单体
a 与 c、b 与 d 互为非姐妹染色单体

图 2-9　染色体形态模式图

（二）人类染色体的结构

在细胞增殖周期的不同时期中，处于细胞有丝分裂中期的染色体，其形态、结构和特征较为清晰和典型，也容易识别（图 2-10）。

1. 着丝粒（centromere）　每条中期染色体由两条染色单体构成，着丝粒是两条染色单体的连接部分，也是纺锤丝附着的地方，在细胞分裂过程中，对染色体的移动起着至关重要的作用。

2. 主缢痕（primary constriction）　位于染色体着丝粒的位置，是染色体凹陷缩窄的区域。

3. 副缢痕（secondary constriction）　在某些染色体的长臂或短臂上还可以见到较主缢痕浅的凹陷缩窄的区域，称为副缢痕，又称次缢痕。此处为 rRNA 基因所在处，与核仁的形成有关，称为核仁形成区或核仁组织区。但并非所有的副缢痕都是核仁形成区。

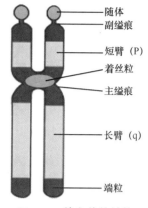

图 2-10　染色体的结构

4. 端粒（telomere）　着丝粒将染色体纵向分为短臂（p）和长臂（q），两臂末端各有一特化的部位，称为端粒，内含高度重复序列的 DNA，对维持染色体的稳定性和完整性起着重要的作用。如果端粒缺失，可引起缺失端粒的染色体与其他染色体之间发生染色体的畸变。端粒的长度可以用来衡量细胞的寿命长短，细胞每分裂一次，端粒会缩短一点，端粒越短，细胞越老；端粒越长，细胞越年轻。因此，端粒又称作细胞的"生物钟"。

5. 随体（satellite）　人类染色体中某些染色体短臂末端由副缢痕形成的一个球状结构。它是识别染色体的重要形态特征之一，有随体的染色体称为随体染色体。

（三）人类染色体的分类

染色体上着丝粒的位置是恒定的，根据着丝粒在染色体纵轴上的位置可将染色体分为中央着丝粒染色体、亚中着丝粒染色体和近端着丝粒染色体（图 2-11）。

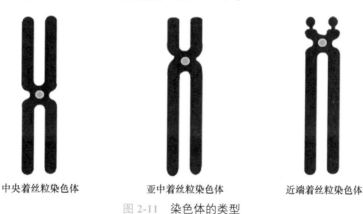

中央着丝粒染色体　　　　亚中着丝粒染色体　　　　近端着丝粒染色体

图 2-11　染色体的类型

1. 中央着丝粒染色体　染色体着丝粒的位置在纵轴的 1/2 ～ 5/8 处，短臂与长臂的长度接近，着丝粒接近染色体的中部。

2. 亚中着丝粒染色体　染色体着丝粒的位置在纵轴的 5/8 ～ 7/8 处，短臂与长臂的长度明显不同，着丝粒位于中部偏上。

3. 近端着丝粒染色体　染色体着丝粒的位置在纵轴的 7/8 至末端处，短臂与长臂的长度显著不同，短臂极短，着丝粒接近短臂末端。

二、人类染色体的核型

将一个体细胞中所有染色体按照大小、形态特征进行配对，并分组编号排列所构成的图形即为核型（karyotype，图 2-12）。对核型中染色体的数目和形态特征进行分析，将待测细胞的核型与正常细胞核型相比较的过程，称为核型分析。核型分析可以帮助判断待测细胞的染色体是否有数目或结构的异常，以此可推断染色体遗传病的病因。

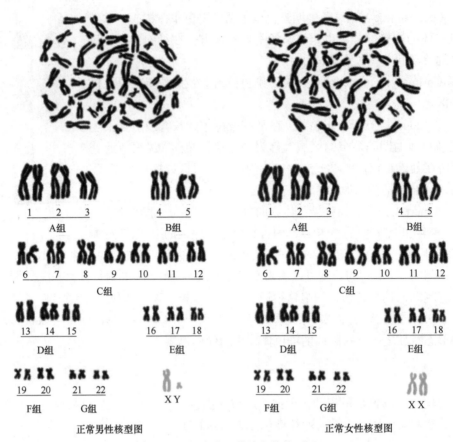

图 2-12　人类非显带染色体核型图

（一）非显带染色体核型

将人类染色体使用吉姆萨（Giemsa）染色处理后，染色体均匀着色，这样的染色体称为非显带染色体（non-banding chromosome）。为了更好、更准确地识别和分析人类每条染色体，利于国际交流，1960 年在美国丹佛（Denver）召开了第一届国际细胞遗传学会议，讨论了人类正常细胞染色体核型的基本特征，确立了人类染色体的国际标准命名体制，即丹佛体制（Denver system）。丹佛体制是识别和分析人类染色体病的基础，它不仅确认了人类染色体核型的基本特点，还对染色体的分组、编号和识别标准做了详细的说明。

该体制根据染色体的大小及着丝粒的位置，把人类 46 条染色体进行了配对、分组、编号，将 23 对染色体分为七个组，分别为 A、B、C、D、E、F、G 组，其中最大的是 A 组，最小的是 G 组。在丹佛体制中，还将人类 46 条染色体根据是否与性别决定有关，分为性染色体（sex chromosome）和常染色体（autosome）。性染色体有两条，男女不同。正常男性的性染色体由一条 X 染色体和一条 Y 染色体组成，两条染色体形态相差很大。正常女性的性染色体则为两条形态相同的 X 染色体。常染色体是除了性染色体外的 44 条染色体，为男女性所共有，从大到小依次编号为 1 ～ 22 号染色体。

1. A 组染色体　为 1 ～ 3 号，共 3 对染色体。1 号和 3 号为中央着丝粒染色体，2 号为亚中着丝粒染色体。1 号染色体是人类染色体中最大的，它比最小的染色体大了 6 倍。2 号染色体拥有 2.37 亿个碱基对，其 DNA 约占细胞 DNA 总数的 8%。3 号染色体携有与恶性肿瘤相关的高密度基因。

2. B 组染色体　为 4 ～ 5 号，共 2 对染色体，均为亚中着丝粒染色体。4 号染色体可能包含有与亨廷顿病、多囊肾和肌肉萎缩症等罕见疾病相关的基因，是科学家长期关注和研究的对象。5 号染色体是基因密度最小的染色体之一。

3. C 组染色体　为 6 ～ 12 号及 X 染色体。6 号染色体为中央着丝粒染色体，其余均为亚中着丝粒染色体。9 号染色体具有最大的常染色体异染质区。

　　4. D 组染色体　为 13 ～ 15 号，共 3 对染色体，均为近端着丝粒染色体，常有随体。13 号为最大的近端着丝粒染色体。

　　5. E 组染色体　为 16 ～ 18 号，共 3 对染色体。16 号为中央着丝粒染色体，17、18 号为最小的亚中着丝粒染色体。

　　6. F 组染色体　为 19 ～ 20 号，共 2 对染色体，均为中央着丝粒染色体。

　　7. G 组染色体　为 21 ～ 22 号及 Y 染色体，均为近端着丝粒染色体。21、22 号染色体常有随体；Y 染色体无随体，较 21、22 号染色体大。

　　七个组的人类染色体分类特征见表 2-2。

表 2-2　人类染色体分类特征

组号	染色体号	染色体类型	随体	副缢痕	鉴别程度
A	1 ～ 3	1、3 号为中央着丝粒染色体 2 号为亚中着丝粒染色体	—	1 号常见	易
B	4 ～ 5	亚中着丝粒染色体	—	—	较难
C	6 ～ 12，X 染色体	6 号为中央着丝粒染色体 其余均为亚中着丝粒染色体	—	9 号常见	难
D	13 ～ 15	近端着丝粒染色体	有	—	难
E	16 ～ 18	16 号为中央着丝粒染色体 17、18 号为亚中着丝粒染色体	—	16 号常见	较难
F	19 ～ 20	中央着丝粒染色体	—	—	较难
G	21 ～ 22，Y 染色体	近端着丝粒染色体	21、22 号有	—	难

　　按照人类细胞遗传学的国际命名体制（ISCN）标准，人类核型描述包括染色体总数、性染色体组成和染色体畸变情况，三者之间用"，"隔开。例如，正常女性核型描述为 46，XX；正常男性核型描述为 46，XY。唐氏综合征患者由于 21 号染色体比正常人体多了一条，因此其核型描述为 47，XX（XY），+21。

（二）显带染色体核型▲

　　非显带染色体的标本不能将每一条染色体具有的特征完整地显示出来，只能识别染色体的数量、相对长度和着丝粒的相对位置等，因此染色体研究受到了极大限制。20 世纪 70 年代染色体显带技术的问世使染色体研究突飞猛进，此后又出现了一些新技术，为染色体的研究提供了有利的技术手段。

　　1. 染色体显带技术　1968 年瑞典学者 T.Caspersson 等将染色体用荧光染料氮芥喹吖因处理后，使用荧光显微镜观察处理后的染色体，发现每条染色体上沿纵轴显示出了明暗交替、宽窄不同的横纹，这样的横纹称为带。这种在非显带染色体制备的基础上，将染色体标本经过一定程序的处理和特定染料染色，使染色体沿其长轴显现明暗交替、宽窄不同的横带的技术称为显带技术。显现有明暗交替带的染色体称为显带染色体（banding chromosome）。每条染色体显示出的不同形态的带，称为带型。染色体的带型研究主要用于染色体形态的识别，有 Q 带、G 带、R 带、C 带、T 带和 N 带等类型（图 2-13）。

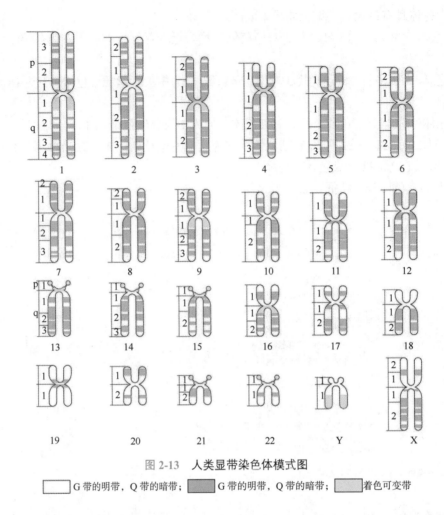

图 2-13　人类显带染色体模式图

☐ G 带的明带，Q 带的暗带；　▨ G 带的明带，Q 带的暗带；　▨ 着色可变带

（1）Q 带　使用喹吖因等荧光染料处理后染色体显示出的带即为 Q 带，该带需要使用荧光显微镜进行观察。Q 带带型特征明显，显带效果稳定，但是由于荧光保持的时间短，Q 带染色体的标本必须立即观察，不能长期保存，使用受到限制。

（2）G 带　使用胰蛋白酶、枸橼酸盐、氢氧化钠或尿素等处理后，染色体显示出的带即为 G 带，使用光学显微镜即可观察。G 带带型清晰，与 Q 带显现的带型基本相似，明暗带相反，效果稳定，可长期保存，是目前使用最为广泛的一种带型。

（3）R 带　使用热磷酸缓冲液或高温处理后，再用吉姆萨染色，显示出的带即为 R 带。Q 带和 G 带的染色体末端都为明带，染色体末端异常现象不利于观察到，而 R 带的染色体末端是暗带，异常现象容易被发现。

（4）C 带　使用碱性溶液氢氧化钠或氢氧化钡等处理后，再使用枸橼酸钠和氯化钠溶液处理，经吉姆萨染色后显示出的带即为 C 带。C 带仅显示着丝粒及其附近区域，以及 1 号、9 号、16 号和 Y 染色体的异染质区域和双着丝粒染色体。

（5）T 带　经过一定加热预处理后，用吉姆萨染色，在染色体末端显现出的深染带即为 T 带。T 带主要用来分析染色体的末端结构是否异常。

（6）N 带　使用硝酸银染色，在染色体的随体及核仁形成区显现出特异性的黑色银染物，即为 N 带。N 带主要用于肿瘤细胞和减数分裂等的研究。

（7）高分辨 G 带　使用甲氨蝶呤等处理染色体，得到细胞分裂前期或早中期的染色体带型即为高分辨 G 带。普通 G 带染色技术在单倍体组中仅能显示 320 ~ 400 条带，而采用高分辨 G 带能显示 550 ~ 850 条带。这一技术的出现为遗传病及细胞遗传学的研究提供了有力的支持。

2. 显带染色体的命名　　1971 年在巴黎召开的第四届国际人类细胞遗传学会议及 1972 年爱丁堡会议提出了识别和描述显带染色体的符号和术语。

（1）界标（landmark）　是指每条染色体上具有重要意义的有显著形态学特征的指标，如染色体的着丝粒、长短臂的末端及某些稳定明显的带。

（2）区（region）　是指两个界标之间的染色体区域。

（3）带（band）　是指染色体上由于着色深浅而连贯出现的明暗交替的带，即每一条染色体都是由一系列带组成的，没有非带区。相邻带之间能很清晰地进行区分。

（4）亚带（subband）　是指在带的基础上再分出来的细小的条带。

染色体以着丝粒为中心，向短臂与长臂的末端分别按顺序标记区带，最靠近着丝粒的区为 1 区，向末端依次为 2 区、3 区等；每个区内靠近着丝粒的带为某区的 1 带，向末端依次为某区的 2 带、3 带等。这样以染色体上的显著特征作为界标，划分出区，每个区内包含明暗交替的许多带、亚带。描述某条染色体某一特定的带，需要将四个组成部分依次写出：①染色体序号；②臂号；③区号；④带号。如，1 号染色体短臂 3 区 6 带书写为 1p36（图 2-14）。如果要标记亚带，那么就在带的后面加上"."，如 1 号染色体短臂 2 区 2 带 2 亚带则描述为 1p22.2。

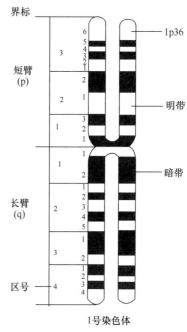

图 2-14　显带染色体命名图

第 3 节　细胞周期

细胞周期是指细胞从上一次细胞分裂结束开始，到下一次细胞分裂完成为止所经历的周期性过程，分为间期和分裂期两个阶段。

细胞增殖是细胞生命活动的重要特征之一，是个体生长发育和生命延续的基本保证。细胞增殖是指细胞通过分裂使细胞数目增加，子细胞获得与母细胞相同遗传特性的过程。细胞增殖的方式有无丝分裂、有丝分裂和减数分裂三种。无丝分裂是细胞质和细胞核直接分裂的方式，也称直接分裂，在单细胞生物中多见，在高等哺乳动物中可见于高度分化细胞、创伤修复细胞和病理代偿细胞等。本节主要介绍有丝分裂和减数分裂。

一、有 丝 分 裂

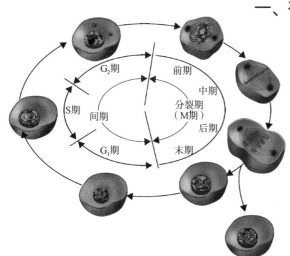

图 2-15　细胞有丝分裂各期模式图

有丝分裂是真核细胞的主要增殖方式。有丝分裂是等分式分裂，染色体复制一次，形成两套遗传信息，均分到两个子细胞中，从而保证子细胞和母细胞的染色体数量不变，维持了遗传物质的连续性和稳定性。细胞有丝分裂各期形态特征见图 2-15。

（一）间期

根据细胞是否进行 DNA 复制，间期分为 G_1 期、S 期和 G_2 期。

1. G_1 期（DNA 合成前期）　是从前一次细胞分裂完成到 DNA 开始合成前的阶段，是细胞生长发育的时期。不同细胞的 G_1 期时间差异很大，有的细胞只停留几分钟，有的停留几天、几年甚至几十年，有的细胞不经历此期。G_1 期的特点是物质代谢活跃，细胞体积变大，迅速合成 RNA 和蛋白质。G_1 期为细胞进入 S 期做好物质和能量的准备。

2. S 期（DNA 合成期） 是 DNA 合成的时期，是 DNA 功能最活跃的阶段。S 期的特点是 DNA 复制，进行蛋白质的合成及染色质的装配，最终使 DNA 含量增加一倍。DNA 复制的开始代表细胞的增殖活动开始，直到分裂成 2 个子细胞为止。

3. G_2 期（DNA 合成后期） 也称为有丝分裂准备期，是 DNA 合成完成到有丝分裂开始前的阶段。细胞进入 G_2 期后，开始新的蛋白质和 RNA 的合成，这些物质是细胞进入分裂期所必需的。

（二）分裂期

分裂期（M 期）即为有丝分裂期，是一个连续的分裂过程，通常持续 0.5 ~ 2.0 小时。按时间顺序，分裂期可分为四个时期：前期、中期、后期和末期（图 2-16）。

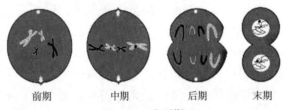

前期　　　　中期　　　　后期　　　　末期

图 2-16　分裂期

1. 前期 细胞的染色质高度螺旋化，凝集成光镜下可见的粗大染色体，染色体为棒状或杆状。间期已复制的两组中心粒移向细胞两极，以确定分裂极。纺锤体形成，核膜、核仁消失。

2. 中期 该期的主要标志是出现典型的中期染色体形态特征，即染色体粗大明显，每条染色体由着丝粒相连的两条染色单体构成，染色体整齐排列在细胞中央的赤道面上，形成赤道板，此为有丝分裂中期的主要特征。

3. 后期 细胞中的染色体发生着丝粒断裂，两条染色单体分离。纺锤丝牵拉两条染色单体分别移向细胞两极，形成两组数量和形态相同的染色体。此时细胞变长，中部细胞膜由于膜内环形微丝的收缩而使细胞变窄，为末期做准备。

4. 末期 该期的主要特征是形成两个子细胞核和胞质分裂。此时细胞中的染色体解螺旋化，恢复成染色质。重新出现新的核膜、核仁，完成细胞核分裂。细胞中部继续变窄，细胞膜凹陷，分裂沟不断加深直至完全分裂，形成两个子细胞。

二、减 数 分 裂

减数分裂是生殖细胞在成熟期进行的一种特殊的有丝分裂，也称为成熟分裂。减数分裂整个过程中，DNA 只复制一次，细胞连续分裂两次，一个母细胞形成四个子细胞，细胞染色体数目减少一半。减数分裂可分为分裂期 Ⅰ（第一次减数分裂）和分裂期 Ⅱ（第二次减数分裂，图 2-17）。

（一）分裂期 Ⅰ

1. 间期 Ⅰ 减数分裂的间期 Ⅰ 和有丝分裂的间期类似，主要是完成遗传物质 DNA 的复制。

2. 前期 Ⅰ 减数分裂的前期 Ⅰ 与有丝分裂的前期不同，持续时间更长。此期染色体的形态变化多样，可划分为细线期、偶线期、粗线期、双线期和终变期。

（1）细线期 染色质开始螺旋化，交织成网，可见念珠状的染色粒。光镜下分辨不出姐妹染色单体结构，染色体呈现细线状，称为染色线。细胞核体积增大，核仁也较大。

（2）偶线期 细胞核内交织的染色体之间出现同源染色体两两配对的现象，称为联会（synapsis）。联会使细胞核内每对染色体表现为紧密结合的二价体，人类细胞在此时有 23 对二价体。

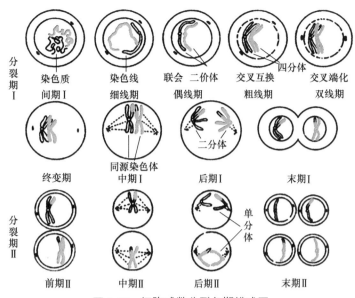

图 2-17　细胞减数分裂各期模式图

（3）粗线期　染色体继续不断地螺旋化，缩短变粗，光镜下可见每个二价体是由两条同源染色体组成，每条染色体由两条姐妹染色单体组成，每对同源染色体含有四条染色单体，称为四分体。在二价体的某些区段上，非姐妹染色单体间可发生片段的相互交换，此现象称为交叉互换，这是生物表型多样化的原因之一。

（4）双线期　此时同源染色体之间相互排斥，发生染色体分离现象，只有交叉点的部位仍然连接在一起。随着同源染色体彼此分离，交叉点会逐渐向染色体两端移动，这一现象称为交叉端化。该现象会一直持续到减数分裂中期Ⅰ，最后消失。人类女性的生殖细胞在胎儿 5 个月时即达到此期，直到排卵之前，可维持长达 50 余年。

（5）终变期　染色体、纺锤体出现，核膜、核仁消失。前期Ⅰ结束，染色体均匀分散在细胞核中。

3. 中期Ⅰ　纺锤丝附着在染色体的着丝粒上，将同源染色体移动到细胞中央形成赤道板。

4. 后期Ⅰ　由于细胞两极纺锤丝的牵拉作用，同源染色体相互分离，分别移动到细胞的两极。细胞两极各具有一套染色体组。人类 46 条染色体有 2^{23} 种组合方式，如果再加上交叉互换的类型，父母传递给子女的染色体组合类型远远大于这个数字。

5. 末期Ⅰ　染色体在细胞两极解螺旋，核膜、核仁重新出现。细胞膜向内凹陷，细胞质分裂，一个细胞分裂为两个子细胞，每个细胞内染色体数目减少了一半，染色体数由 $2n$ 变为 n。

（二）分裂期Ⅱ

减数分裂期Ⅱ与有丝分裂非常相似，只是没有了同源染色体。

1. 间期Ⅱ　非常短暂，没有 DNA 的复制，有的细胞直接由末期Ⅰ进入前期Ⅱ。

2. 前期Ⅱ　染色体、纺锤体出现，核膜、核仁消失。此期每个细胞中有 n 条染色体，每条染色体为二分体。

3. 中期Ⅱ　染色体在纺锤丝的牵拉下，移动到细胞中央的赤道板上。

4. 后期Ⅱ　由于两极的纺锤丝附着在染色体的同一着丝粒上，纺锤丝向两极牵拉的作用使染色体着丝粒断裂，姐妹染色单体分离，染色体数目暂时加倍（$2n$）。染色体由二分体形态变为单分体形态，随纺锤丝移向细胞两极。每一级各含有 n 个单分体，即 n 条染色体。

5. 末期Ⅱ　细胞膜向内凹陷，一个细胞变为两个子细胞，每个子细胞的染色体数目又恢复与末期Ⅰ相同的数量（n）。

（三）减数分裂的意义

1. 减数分裂保持了生物物种染色体数目的稳定性，保证了遗传性状的相对稳定性，这是减数分裂最重要的生物学意义。

2. 减数分裂是生物多样性和变异的细胞学基础。减数分裂过程中，各染色体移至两极后解旋伸展、核膜重新组装、核仁重现。纺锤体消失，细胞质分裂。同源染色体分离、非同源染色体自由组合、同源非姐妹染色单体之间互换，使人类生殖细胞中染色体复杂多样，表现出人类遗传的复杂多样性。

3. 减数分裂是三大遗传基本定律的细胞学基础。

三、生殖细胞的形成

生殖细胞（germ cell）包括精子与卵子，它们统称为配子。生殖细胞的形成（配子的发生），是指产生精子与卵子的过程。配子的发生是胚胎形成的前提条件。

（一）精子的发生

精子（spermatozoon）发生于男性睾丸精曲小管中的精原细胞。男性胚胎 6 ～ 7 周出现胚胎睾丸，直到青春期之前，睾丸中的精原细胞都只进行有丝分裂，不会产生精子。只有进入青春期后，在雄性激素的刺激下，部分精原细胞才开始陆续地经历一系列变化，形成精子。精子的发生要经历增殖期、生长期、成熟期和变形期四个阶段（图 2-18）。

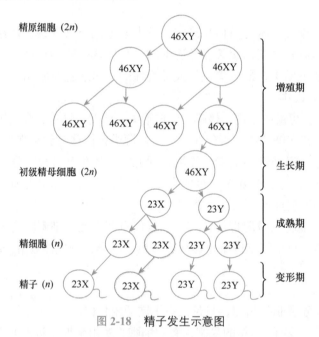

图 2-18 精子发生示意图

1. 增殖期 精原细胞呈圆形或卵圆形，直径约 12μm。在增殖期，精原细胞通过有丝分裂产生大量的细胞，染色体数目没有变化。男性精原细胞染色体数为 46 条（含 XY）。

2. 生长期 部分精原细胞体积增大变为初级精母细胞，初级精母细胞呈圆形，直径约 18μm。细胞数量和染色体数量都没有变化。

3. 成熟期 初级精母细胞进入成熟期即进入了减数分裂的阶段。经过减数第一次分裂，1 个初级精母细胞发生均等分裂，变为 2 个体积相同的次级精母细胞，直径约 12μm，呈圆形，染色体数目减少一半。接着 2 个次级精母细胞进行减数第二次分裂，形成 4 个体积相同的精细胞，精细胞为单倍体。男性精细胞染色体数为 23 条。

4. 变形期　精细胞经过形态变化，失去多余的细胞质，细胞核染色质高度浓缩，核变长并移向细胞的一侧，构成精子的头部。高尔基体形成顶体泡覆盖在核的头部，成为顶体。中心粒移动到细胞的尾侧发出轴丝，细胞变长形成尾部，成为形似蝌蚪的精子，精子长约 60μm。

从精原细胞到成熟的精子需要 64～72 天。一个男性一生大约可产生 10 万亿个精子。

链接　少精子症

精子的形成周期在 70 天左右，正常男性每次排精量为 2～5ml，其中含有的精子数为 3 亿～5 亿个。近年来随着环境污染、雌激素类物质和其他因素的影响，人类精子的质量呈下降趋势。禁欲 2～7 天，至少 2 次精液常规分析提示精液中虽然有精子，但 1 次射精的精子总数 < $39×10^6$（或精子浓度 < $15×10^6$/ml），而精液体积、精子活力、精子正常形态率正常，即可诊断为少精子症。少精子症是一种常见的男性不育症。对于病因明确的患者可针对病因治疗，如精索静脉曲张造成的少精子症可采用手术治疗；对于病因不明的特发性少精子症可采用睾酮或人工合成睾酮衍生物治疗。

（二）卵子的发生

卵子发生于胚胎发育早期女性卵巢中的卵原细胞。卵子的发生与精子的发生有许多相似的地方，但也有不同之处。卵子发生只经历三个阶段，没有变形期（图 2-19）。

1. 增殖期　女性胚胎卵原细胞通过有丝分裂进行增殖，数量约 600 万个，染色体为 46 条（含 XX）。

2. 生长期　部分卵原细胞体积增大形成初级卵母细胞，数量约 500 万个。初级卵母细胞内积累了大量卵黄、RNA 和蛋白质等物质，为受精后的发育提供物质和能量的准备。

3. 成熟期　进入成熟期，初级卵母细胞进行减数分裂。减数第一次分裂，细胞不均等分裂，形成 1 个体积较大的次级卵母细胞和 1 个体积较小的第一极体，染色体数目减半为 23 条。减数第二次分裂，1 个次级卵母细胞进行不均等分裂后形成 1 个较大的卵细胞，即卵子，还有 1 个较小的第二极体，第一极体则进行了均等分裂形成了 2 个体积相同的第二极体。因此，1 个初级卵母细胞经过减数分裂形成了 1 个卵子和 3 个第二极体，第二极体在细胞发育过程中消失。

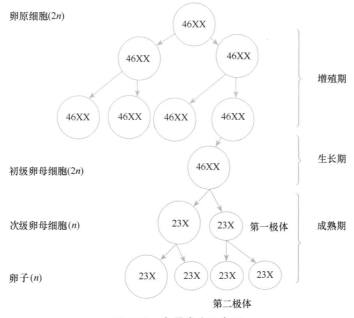

图 2-19　卵子发生示意图

排卵时，次级卵母细胞通常停留在第二次减数分裂的中期，受精后才迅速完成第二次分裂，形成卵子。如排出的卵未受精，则次级卵母细胞在排卵后 24 小时内死亡。

🎯 目标检测

A₁型题

1. 真核细胞中含有遗传物质的细胞器是（　　　）
   A. 滑面内质网　　　　　　B. 高尔基体
   C. 粗面内质网　　　　　　D. 线粒体
   E. 溶酶体

2. 下列哪种细胞器是合成蛋白质的场所（　　　）
   A. 滑面内质网　　　　　　B. 高尔基体
   C. 粗面内质网　　　　　　D. 线粒体
   E. 核糖体

3. 关于真核细胞细胞核的描述，正确的是（　　　）
   A. 无核膜
   B. 是细胞内储存、复制、释放遗传物质的场所
   C. 不和粗面内质网相连
   D. 无核孔
   E. 是与细胞质无关联的封闭结构

4. 组成染色质的基本单位是（　　　）
   A. 核仁　　　　B. rRNA　　　　C. 核小体
   D. 核苷酸　　　E. 核糖体

5. 有丝分裂中期的主要特征是（　　　）
   A. 出现二价体
   B. 纺锤体的形成
   C. 染色单体被纺锤丝拉向细胞两极
   D. 联会

E. 形成赤道板

6. 正常配子染色体数与体细胞相比（　　　）
   A. 数目减少　　　B. 数目不同　　　C. 数目相同
   D. 数目减半　　　E. 数目加倍

7. 细胞有丝分裂前期不具有的现象是（　　　）
   A. DNA复制　　　　　　B. 染色体逐渐形成
   C. 核膜消失　　　　　　D. 形成纺锤体
   E. 核仁消失

8. 100个初级卵母细胞，经减数分裂后可形成的卵细胞数目是（　　　）
   A. 20个　　　　B. 50个　　　　C. 75个
   D. 100个　　　 E. 150个

9. 正常情况下，1000个精子是由多少个初级精母细胞分裂而来的（　　　）
   A. 1000个　　　B. 750个　　　C. 250个
   D. 200个　　　 E. 150个

10. 下列哪种细胞可进行减数分裂（　　　）
   A. 癌细胞　　　　　　B. 神经细胞
   C. 有性生殖细胞　　　D. 造血干细胞
   E. 上皮细胞

（祝继英）

第3章
遗传的分子学基础

核酸是一类重要的生物大分子，主要功能是储存和传递遗传信息，随着现代生物技术的不断发展，人们对核酸有了更深入的认识，能够从分子水平分析一些疾病的病因，并通过基因工程技术进行相关疾病的诊断与治疗。

第 1 节　核酸的组成与结构

核酸最初是从脓细胞的细胞核中分离出来的，具有酸性，故称为核酸（nucleic acid）。核酸是生物遗传、变异的物质基础，控制着生物的生长、发育、繁殖和分化。

一、核酸的化学组成

核酸主要是由五种元素 C、H、O、N、P 组成的，分为脱氧核糖核酸（DNA）和核糖核酸（RNA）两种。

1. DNA 的组成　DNA 的基本组成单位是脱氧核糖核苷酸，每一个脱氧核糖核苷酸由一分子的磷酸和一分子的脱氧核苷构成，每一个脱氧核苷又由一分子脱氧核糖（五碳糖，也称戊糖）和一分子含氮碱基（简称碱基）构成。碱基有两类：一类是嘌呤，包括腺嘌呤（adenine，A）、鸟嘌呤（guanine，G）；另一类是嘧啶，有胞嘧啶（cytosine，C）和胸腺嘧啶（thymine，T）。这四种碱基分别构成四种不同的脱氧核糖核苷酸：腺嘌呤脱氧核苷酸（又称脱氧腺苷一磷酸，dAMP）、鸟嘌呤脱氧核苷酸（又称脱氧鸟苷一磷酸，dGMP）、胞嘧啶脱氧核苷酸（又称脱氧胞苷一磷酸，dCMP）和胸腺嘧啶脱氧核苷酸（又称脱氧胸苷一磷酸，dTMP）。

2. RNA 的组成　RNA 的基本组成单位为核糖核苷酸，每一个核糖核苷酸由一分子磷酸与一分子核苷构成，每一个核苷又由一分子核糖与一分子碱基构成。核糖核苷酸与脱氧核糖核苷酸相比有两处不同：一是五碳糖的不同，核糖取代了脱氧核糖；另一个是碱基的不同，核苷酸中没有胸腺嘧啶（T），而由尿嘧啶（uracil，U）取而代之，所以 RNA 中的碱基分别为 A、G、C、U。这四种碱基分别构成四种不同的核糖核苷酸：腺苷一磷酸（AMP）、鸟苷一磷酸（GMP）、胞苷一磷酸（CMP）和尿苷一磷酸（UMP）。

二、DNA 的结构

1953 年，沃森（J.Watson）和克里克（F.Crick）提出 DNA 链是由两条反向平行的脱氧核苷酸单链通过碱基互补配对原则连接起来的右手双螺旋结构。DNA 的结构可以分为单链结构、双链结构和双螺旋结构（图 3-1）。

1. DNA 单链结构　由四种脱氧核糖核苷酸按一定的顺序连接而成，每两个相邻的脱氧核糖核苷酸之间以脱氧核糖 3′ 碳位的羟基和 5′ 碳位的磷酸形成的磷酸二酯键相互连接。

2. DNA 双链结构　由两条反向平行的 DNA 单链配对连接形成。双链中一条链为 3′ → 5′ 方向，另一条链为 5′ → 3′ 方向。DNA 双链的外侧由脱氧核糖与磷酸交替排列，构成 DNA 基本骨架；内侧由四种含氮碱基根据碱基互补配对原则（A=T，G≡C）连接，即 A 与 T 之间形成两个稳定的氢键，G 与 C 之间形成三个稳定的氢键。四种含氮碱基的序列记载着生物的遗传信息。如果一个 DNA 分子由 n

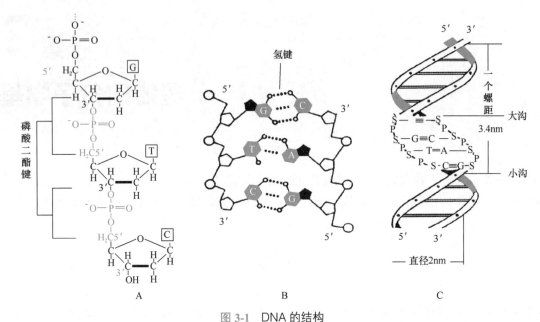

图 3-1　DNA 的结构

A. DNA 单链结构；B. DNA 双链结构；C. DNA 双螺旋结构

对核苷酸组成，其碱基对的排列方式为 4^n 种，即可形成 4^n 种不同类型的 DNA。核酸分子大小常用核苷酸（nt）数（单链）、碱基对（bp）数（双链）表示。如 1000bp 长度的 DNA，其碱基对的排列方式有 4^{1000} 种；人类 1 号染色体上有 247 249 719bp 的碱基，那么理论上这条染色体上碱基对有 $4^{247\,249\,719}$ 种排列方式。DNA 分子碱基对排列方式的随机性和多样性，决定了生物的复杂性和多样性。

3. DNA 双螺旋结构　DNA 双链以纵轴为中心，向右旋转形成 DNA 双螺旋结构。双螺旋直径约 2nm，每旋转 360° 为一个螺距，每个螺距长度约 3.4nm，包含 10 个碱基对；每个碱基对之间相距 0.34nm。DNA 双螺旋结构的表面形成大小两个凹槽，分别为大沟和小沟，能够识别出特定的蛋白质。

三、RNA 的结构

RNA 一般以单链形式存在，主要有信使 RNA（mRNA）、转运 RNA（tRNA）、核糖体 RNA（rRNA）三种类型，它们共同参与基因表达，执行各自的功能。

（一）mRNA

mRNA 呈单链线形，以 DNA 为模板在细胞核中合成，携带 DNA 的遗传信息通过核孔进入细胞质，并存在于细胞质中。mRNA 上每三个相邻碱基构成一个密码子，密码子决定编码某种特定的氨基酸。

（二）tRNA

tRNA 的二级结构呈三叶草状，存在于细胞质中，起着转运氨基酸的作用。它主要有 3 个环：二氢尿嘧啶环（DHU 环）、反密码子环和假尿嘧啶环（TψC 环）。叶柄是氨基酸臂，为氨基酸的连接部位，可以活化以连接特异的氨基酸，并将其运送到 mRNA 与核糖体上，参与蛋白质的合成（图 3-2）。氨基酸臂对面是反密码子环，环中央的三个碱基可与 mRNA 上的密码子通过碱基互补配对原则进行识别，使之携带的氨基酸正确进入合

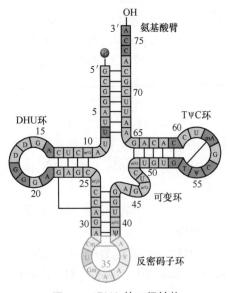

图 3-2　tRNA 的二级结构

成多肽链的位置。左环是 DHU 环，与氨酰 -tRNA 合成酶的结合有关。右环是 TψC 环，与核糖体的结合有关。

（三）rRNA

rRNA 一般呈单链，局部有双螺旋区域。它存在于细胞质中，与核蛋白共同构成核糖体。rRNA 是构成核糖体的重要组成成分，占核糖体总量的 60%，其余 40% 为核蛋白。rRNA 的含量占细胞内 RNA 总含量的 80% ～ 90%。

DNA 与 RNA 的组成、种类、结构、分布和主要功能的比较见表 3-1。

表 3-1　DNA 与 RNA 的比较

类别	DNA	RNA
核苷酸组成	磷酸、脱氧核糖、碱基（A、G、C、T）	磷酸、核糖、碱基（A、G、C、U）
核苷酸种类	腺嘌呤脱氧核苷酸（dAMP） 鸟嘌呤脱氧核苷酸（dGMP） 胞嘧啶脱氧核苷酸（dCMP） 胸腺嘧啶脱氧核苷酸（dTMP）	腺嘌呤核苷酸（AMP） 鸟嘌呤核苷酸（GMP） 胞嘧啶核苷酸（CMP） 尿嘧啶核苷酸（UMP）
结构	一般为双链	一般为单链
分布	主要在细胞核中	主要在细胞质中
主要功能	储存遗传信息	参与基因表达

第 2 节　基因与人类基因组

一、基因的概念与分类

基因是具有特定遗传效应的 DNA 分子片段，是遗传信息的基本单位。早在 19 世纪 60 年代，奥地利遗传学家孟德尔将能控制生物性状的物质命名为"遗传因子"。1909 年丹麦生物学家约翰逊将"遗传因子"改名为"基因"，并沿用至今。1957 年 S.Benzer 从分子水平上提出基因实际上是一个 DNA 片段。20 世纪 70 年代后，人们对基因的认识更为深入，把基因的概念明确为具有特定遗传效应的 DNA 分子片段。

根据基因在细胞内的位置，基因可以分为核基因与核外基因。核基因位于细胞核内，存在于染色体上；核外基因位于细胞核外，存在于细胞质中，又称胞质基因，如存在于线粒体内的基因。根据基因的功能不同，基因又分为结构基因和调控基因两大类。结构基因是负责编码细胞代谢途径中组成型蛋白质的基因，其所编码的蛋白质一般不作为调节因子。调控基因则是起着调节控制作用的基因。

二、真核生物基因的结构

真核生物基因的结构主要指结构基因的结构。大多数真核生物的结构基因是断裂基因，即基因编码序列在 DNA 分子上不是连续排列的，而是被不编码的序列隔开，分为编码基因序列（外显子）和非编码基因序列（内含子）。断裂基因主要由外显子、内含子、外显子与内含子接头和侧翼序列组成（图 3-3）。

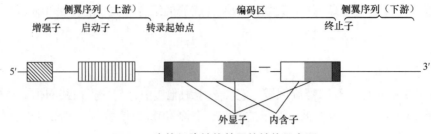

图 3-3 真核细胞结构基因的结构示意图

1. 外显子与内含子　编码基因序列表达为蛋白质的基因片段，称为外显子（exon），不编码的间隔基因序列称为内含子（intron）。在一个结构基因中，编码某一蛋白质不同区域的各个外显子并不是连续排列在一起的，而是被许多长度不等的内含子分割开来，形成镶嵌排列的断裂形式，基因两端起始和终止于外显子。如果一个基因有 n 个内含子，就会有 n+1 个外显子。基因不同，所含外显子与内含子的大小和数量也不同。

2. 外显子与内含子接头　外显子和内含子的接头区是高度保守一致的，内含子与外显子接头区是剪接位点，序列很简单。每个内含子的 5′ 端是剪接供体点，开始的两个碱基为 GT；3′ 端是剪接受体点，结束的两个碱基为 AG，这种接头方式称为 GT-AG 法，是核内不均一 RNA 剪接的识别信号。

3. 侧翼序列　在结构基因的第一个外显子的前端和最后一个外显子的末端，都有一段不会被转录的非编码区序列，称为侧翼序列（flanking sequence）。在 5′ 端有增强子、启动子等，在 3′ 端有终止子。侧翼序列对基因的表达起调控作用。

三、基因的功能

基因的功能体现在储存遗传信息、基因的复制和表达等方面。

（一）储存遗传信息

DNA 上储存着生物遗传信息，通过转录将遗传信息传递到 mRNA 上。mRNA 从 5′ 端开始，每三个相邻的碱基构成一个三联体，作为一个密码子，能够编码一种相应的氨基酸及决定多肽链合成起始与终止的信号。mRNA 中的 4 种碱基可以组成 64 种密码子，编码 20 种氨基酸和多肽链起始及终止的一套 64 个密码子称为遗传密码（genetic code）。其中有 61 个密码子可以编码 20 种氨基酸，其余 3 个不能编码氨基酸。密码子有三种类型：①起始密码子有 1 个，为 AUG，是蛋白质合成的起始密码，也是编码真核生物甲硫氨酸的密码子。②终止密码子有 3 个，分别是 UAA、UGA 和 UAG，是蛋白质合成的终止信号。③编码氨基酸的密码子有 61 个，见表 3-2。

表 3-2 遗传密码表

第一个碱基（5′）	第二个碱基				第三个碱基（3′）
	U	C	A	G	
U	苯丙氨酸	丝氨酸	酪氨酸	半胱氨酸	U
	苯丙氨酸	丝氨酸	酪氨酸	半胱氨酸	C
	亮氨酸	丝氨酸	终止密码子	终止密码子	A
	亮氨酸	丝氨酸	终止密码子	色氨酸	G
C	亮氨酸	脯氨酸	组氨酸	精氨酸	U
	亮氨酸	脯氨酸	组氨酸	精氨酸	C
	亮氨酸	脯氨酸	谷氨酰胺	精氨酸	A
	亮氨酸	脯氨酸	谷氨酰胺	精氨酸	G

第一个碱基（5′）	第二个碱基				第三个碱基（3′）
	U	C	A	G	
A	异亮氨酸	苏氨酸	天冬酰胺	丝氨酸	U
	异亮氨酸	苏氨酸	天冬酰胺	丝氨酸	C
	异亮氨酸	苏氨酸	赖氨酸	精氨酸	A
	甲硫氨酸	苏氨酸	赖氨酸	精氨酸	G
G	缬氨酸	丙氨酸	天冬氨酸	甘氨酸	U
	缬氨酸	丙氨酸	天冬氨酸	甘氨酸	C
	缬氨酸	丙氨酸	谷氨酸	甘氨酸	A
	缬氨酸	丙氨酸	谷氨酸	甘氨酸	G

注：AUG 在原核生物中编码甲酰甲硫氨酸，GUG 在原核生物中编码甲硫氨酸或为起始密码子。

密码子具有五个特性：①通用性：遗传密码适用于整个生物界，包括原核生物、真核生物和病毒等，仅存在极个别的例外。②简并性：在遗传密码表中，只有甲硫氨酸与色氨酸是由一种密码子编码的，其余的氨基酸都由两种以上的密码子编码，这种同一种氨基酸由不同密码子编码的现象，称为遗传密码子的简并性。这解释了 61 个密码子编码 20 种氨基酸的原因。③方向性：密码子的读码方向一定是从 mRNA 的 5′ 端开始，向 3′ 端进行的，否则编码的氨基酸将会出现错误。④连续不重叠性：密码子在 mRNA 上的排列是连续的，读码时要注意不间断、不重叠地逐一进行。⑤起始性与终止性：有 1 个起始密码子作为蛋白质合成的起始信号，有 3 个终止密码子作为蛋白质合成的终止信号。

（二）基因的复制

基因的复制即 DNA 的复制，是以 DNA 双链为模板，在酶的作用下合成新的 DNA 链的过程。

1. 基因复制的条件　基因复制需要模板 DNA 链、游离的脱氧核苷酸及各种酶（解旋酶、聚合酶、连接酶等）的参与。

2. 基因复制的过程

（1）开始　DNA 链上有多个复制起始点，各自启动复制。DNA 在解旋酶的作用下，从复制点处开始，其含氮碱基之间的氢键断裂，双链结构解螺旋变为两条单链。

（2）延伸　在 DNA 聚合酶和 DNA 连接酶的作用下，以分开的两条单链为模板复制新链。由于真核生物的 DNA 聚合酶只能把核苷酸加到前一个核苷酸的 3′-OH 上，新合成的子链只能沿着 5′→3′ 的方向延长。当 DNA 复制以 3′→5′ 亲链为模板时，其子链合成沿 5′→3′ 方向快速而连续地进行；当 DNA 复制以 5′→3′ 亲链为模板时，需要在引物的引发下，先合成一个个 DNA 小片段，再在 DNA 连接酶的作用下，把这些小片段连接起来形成完整的子链。

（3）结束　每条新合成的 DNA 子链与对应的模板链盘旋成稳定的双螺旋结构，新合成的 DNA 链与原来的 DNA 链携带着完全相同的遗传信息，基因复制结束。

3. 基因复制的特性

（1）半保留性　基因在复制过程中，是在解旋酶的作用下将亲链的氢键断开，分别形成两条单链，这两条单链均作为新链的模板进行复制。在新合成的子代 DNA 链中，每个 DNA 双链中，有一条单链是由游离脱氧核苷酸新合成的，称为子链，另一条是保留的亲链，这种复制方式称为半保留复制（图 3-4）。

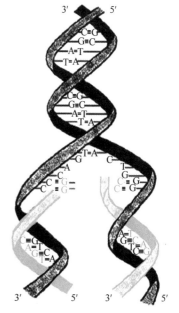

图 3-4　DNA 半保留复制示意图
（黑色为亲链）

（2）双向性　DNA 的两条链是反向平行的，基因在复制时是沿着两个方向同时进行的，称为双向复制。

（3）半不连续性　DNA 聚合酶只能以 5′→3′ 方向聚合子代 DNA 链，因此以两条亲代 DNA 单链为模板合成子代 DNA 链的方式是不同的。以 3′→5′ 方向的亲代 DNA 链作模板的子代链在聚合时基本上是连续进行的，这一条链被称为前导链（leading strand）；而以 5′→3′ 方向的亲代 DNA 链为模板的子代链在聚合时则是不连续的，这条链被称为后随链（lagging strand）。以后随链为模板进行 DNA 复制时，首先合成的是一些 DNA 片段，这些片段称为冈崎片段，接着在 DNA 连接酶的作用下将这些冈崎片段连接成完整的 DNA 新链。

（三）基因的表达

基因的表达是将基因储存的遗传信息转变为具有生物活性的蛋白质的过程。它主要包括了转录和翻译两个过程（图 3-5）。

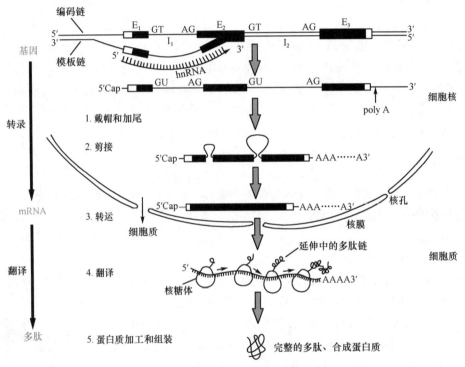

图 3-5　基因表达过程示意图

1. 转录

（1）转录的过程　转录是在细胞核内以 DNA 的一条 3′→5′ 链为模板链，以游离的核糖核苷酸为原材料，通过碱基互补配对原则合成互补的 5′→3′ 方向 RNA 链的过程。整个过程可分为起始、延长和终止三个连续的阶段：①起始阶段。在解旋酶的作用下，DNA 解螺旋，RNA 聚合酶与启动子结合，转录过程开始。②延长阶段。以 DNA 的一条 3′→5′ 链为模板链，按照碱基互补配对原则，将核糖核苷酸逐个连接为 5′→3′ 的 RNA 单链。③终止阶段。转录沿着 DNA 3′→5′ 方向移动，当移动至终止信号时，转录过程停止，RNA 合成结束。

（2）转录的产物　通过转录，在 RNA 聚合酶的作用下，合成的产物有核内不均一 RNA（hnRNA）、tRNA、rRNA。

（3）转录产物的加工　mRNA 的前体包括外显子、内含子与侧翼序列，称为 hnRNA。hnRNA 需要经过加工才能成为成熟 mRNA，加工的过程主要有戴帽、加尾和剪接三个环节。①戴帽：hnRNA 合成结束时，hnRNA 的 5′ 端会被连接上一个甲基化鸟嘌呤核苷酸的帽子结构（5′CaP）。戴帽能够有效封闭 hnRNA 的 5′ 端而发挥保护作用，也有利于 mRNA 进入细胞质时可以被核糖体的小亚基识别，两者结合后进入基因表达的下一个阶段。②加尾：在 hnRNA5′ 端戴帽的同时，3′ 端在腺苷酸聚合酶的作用下，加上 100～200 个腺苷酸形成 PolyA 尾。加尾可以稳定 mRNA 分子，促进 mRNA 从细胞核进入细胞质中容易被核糖体识别。③剪接：发生在外显子与内含子的连接处 GU 和 AG 部位，在酶的作用下，按照 GU-AG 法则剪切掉 hnRNA 的内含子，剩余的外显子按照顺序连接起来的过程。

2. 翻译　是指在细胞质中，以 mRNA5′→3′ 方向碱基序列为模板，tRNA 为运载体，核糖体为装配场所，在众多蛋白质因子参与下，将"解读"的氨基酸连接为多肽链合成蛋白质的过程。

翻译的过程包括三个阶段。

（1）肽链的活化与起始　在肽链合成前，氨基酸需要进行活化获得能量，与相应的 tRNA 结合形成氨酰 -tRNA；核糖体小亚基识别 mRNA 上的帽子结构，并与之结合，核糖体沿 5′→3′ 方向移动，活化后的甲硫氨酰 -tRNA 通过柄端的反密码子与 mRNA 上的起始密码子碱基互补配对结合。此时，甲硫氨酰 -tRNA 进入核糖体的氨酰结合位置，肽酰结合位置空缺。

（2）肽链的延长　第二个氨酰 -tRNA 上的反密码子识别 mRNA 上的密码子，进入核糖体大亚基的肽酰结合位置，与甲硫氨酰 -tRNA 结合形成二肽。核糖体继续向 3′ 端移动，甲硫氨酸脱离 tRNA，离开核糖体，第三个氨酰 -tRNA 依次进入核糖体，形成三肽。如此循环，使肽链不断延长。

（3）肽链合成终止与释放　当核糖体移动到 mRNA 上的终止密码子时，肽链的合成终止。此时，形成的多肽链与 tRNA 分离，tRNA、mRNA 与核糖体分离，翻译过程结束。

3. 中心法则　1958 年克里克提出了遗传信息的流动方向是由 DNA 到 RNA 再到蛋白质，这种遗传信息流动的原则称为中心法则（图 3-6）。

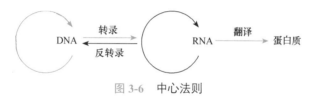

图 3-6　中心法则

20 世纪 70 年代，反转录酶被发现。在反转录酶的作用下，RNA 能反转录合成 DNA。随着研究不断深入，中心法则得到进一步完善：少数生物（一些 RNA 病毒）的遗传信息可以从 RNA 流向 RNA，或从 RNA 流向 DNA。综上所述，中心法则的内容可概括为：① DNA 能进行自我复制。②以 DNA 链为模板指导合成 RNA。③以 mRNA 为模板指导合成蛋白质。④ RNA 能进行自我复制。⑤ RNA 能反转录为 DNA。

4. 基因表达的调控　是指生物体对其基因表达的速率、程序等所进行的调节和控制。基因表达调控能够在染色体水平、DNA 水平、转录水平和翻译水平等各个层次进行，过程复杂。染色体水平上，基因表达的调控包括组蛋白和非组蛋白的修饰；DNA 水平上，对基因进行修饰排列、改变基因数目，如基因丢失或扩增、基因重组等都能对基因进行有效地调控；转录水平上，与转录有关的启动子、增强子和终止子等在序列上的差异和表达水平是基因调控的靶点；翻译水平上，主要包括 mRNA 起始因子的活性调节和 RNA 结合蛋白对翻译起始调节两个方面。

四、人类基因组与基因组计划

（一）人类基因组的概念及构成

人体细胞内所有遗传信息的总和即为人类基因组（genome）。人类完整的基因组包括细胞核基因组和线粒体基因组（图 3-7）。

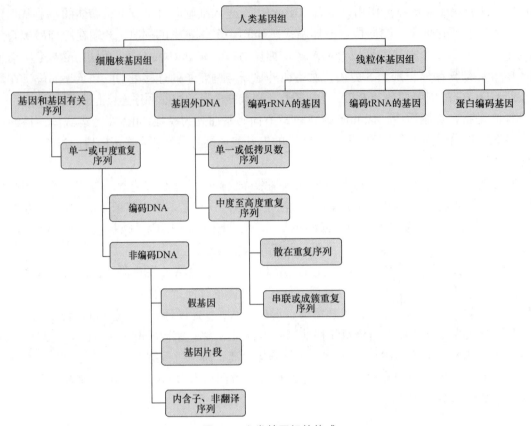

图 3-7 人类基因组的构成

（二）人类基因组的分类

人类基因组通常是指位于细胞核内的核基因组，包含细胞核内父源或母源的整套 DNA，即每个体细胞中有两套核基因组。人类基因组由 $3.2×10^9$ 个碱基对组成，具有编码功能的结构基因有 2.0 万～2.5 万个，占基因组全序列的 1.0%～1.5%，其余的 DNA 序列为非编码序列。根据基因组中 DNA 片段拷贝数的不同，可将基因组中的 DNA 序列分为单一序列和重复序列。单一序列是指在一个基因组中只有一个拷贝或很少几个拷贝的 DNA 序列，单一序列常被重复序列隔开。重复序列是指在一个基因组中有很多拷贝数的 DNA 序列。重复序列根据重复频率又可分为高度重复序列和中度重复序列，这些序列与同源染色体的配对和重组、染色体构成有关，也可在 DNA 超螺旋的进一步折叠方面起作用，还有一些可参与基因调节。此外，由一个祖先基因经过突变或重复而产生的一组来源相同、结构相似、功能相关的多基因家族也存在于人类基因组中。

人类线粒体基因组是位于细胞质内的基因组，为一条裸露的双链环状 DNA 分子，由 16 569 个碱基对组成，含有 37 个基因，其中编码蛋白质的基因 13 个，编码 rRNA 的基因 2 个，编码 tRNA 的基因 22 个。

（三）人类基因组计划

人类基因组计划（human genome project，HGP）于 1990 年正式启动，由多个国家共同参与，其宗旨为测定人类染色体（单倍体）上包含的 30 亿个碱基对的核苷酸序列，绘制人类基因组图谱，辨识其载有的基因及其序列，从而达到破译人类遗传信息的最终目的。

我国的人类基因组计划于 1993 年开始，1994 年启动了中华民族基因组中若干位点基因结构的研究，1998 年在上海成立了国家人类基因组南方研究中心，在北京成立了国家人类基因组北方研究中心。1999 年在伦敦举行的第五次人类基因组测序战略会议上，中国负责"人类基因组计划"中 1% 的项目，即人类 3 号染色体短臂上的一个约 30Mb 区域的测序任务。

人类基因组计划的完成，推动了人类发育生物学、遗传学等学科的发展，为人类种族的起源和演化寻找到依据。同时，人类基因的定位、疾病基因的定位，极大地推动了临床医药学的发展。伴随人类基因组计划的深入研究，许多新学科、新领域应运而生，如药物基因组学、比较基因组学、生物信息学和工业基因组学等。

第 3 节　基因的突变

一、基因突变的概念及特点

（一）基因突变的概念

细胞中的遗传物质通常都能保持一定的稳定性，但在特定内外环境因素作用下，这种稳定性会被破坏，遗传物质会发生变化，这种变化称为突变（mutation）。广义的突变包括染色体数目和结构的畸变，以及 DNA 碱基对组成和序列的改变。

基因突变是指 DNA 分子碱基对的组成或排列顺序的改变。基因突变在生物界普遍存在，可发生在体细胞中，也可发生在生殖细胞中。发生在体细胞中的基因突变不会传递给后代，但是会在体细胞分裂产生的子代细胞中传递，形成突变细胞群，成为恶性肿瘤病变的基础。发生在生殖细胞中的基因突变，则会通过有性生殖，随着生殖细胞将突变的基因传递给后代，代代相传，影响生物性状的表达。

（二）基因突变的特点

1. 有害性　多数基因突变对生物体来说是有害的，会对生物体产生不利的影响。如体细胞中的基因突变通常是恶性肿瘤发生的病理学基础，生殖细胞中的基因突变则是大多数人类遗传性疾病发生的根本原因。

2. 随机性　生物界每种生物的基因突变都是随机发生的，可发生在群体中的任何个体和个体发育的任何阶段。

3. 稀有性　在生物界基因突变是一种普遍现象，但基因突变的自然发生频率很低。人类生殖细胞突变率为 $10^{-6} \sim 10^{-4}$，其他高等生物生殖细胞的突变率仅为 $10^{-8} \sim 10^{-5}$。

4. 多向性　任何基因都有向多个不同方向发生突变的可能，形成多个突变的等位基因，即复等位基因。在群体中，复等位基因是由位于某对同源染色体同一基因位置上的两个以上的基因组成的，决定同一类性状表达。典型的基因多向性突变，如人类 ABO 血型的复等位基因由 i、I^A 和 I^B 构成，每个人的血型基因由其中两个基因构成等位基因，决定其血型。I^A 与 I^B 基因都是由 i 基因突变而来的。

5. 重复性　基因突变在自然界中总是以一定的频率重复发生。同种生物间，相同的基因突变可以在不同的个体间重复发生，如人类镰状细胞贫血的基因突变。

6. 可逆性　基因突变是可逆的，可以由原有基因突变为突变基因，也可以由突变基因转变为原有基因，前者称为正向突变，后者称为回复突变。通常正向突变的频率高于回复突变的频率。

二、基因突变的诱因

基因突变可以是自发的，也可以是诱发的。自发突变（spontaneous mutation）是指在自然条件下发生的突变；诱发突变（induced mutation）是指在外界因素的干预下，由人工处理诱导的突变。基因突变是机体在各种内外环境因素的影响下产生的，这些能够诱发突变的内外因素称为诱变剂。诱变剂的种类繁多，分为生物因素、物理因素和化学因素等。

1. 生物因素　一些病毒如麻疹病毒、风疹病毒等是诱发基因突变的常见因素。细菌和真菌产生的毒素或代谢产物常具有较强的诱变作用，如黄曲霉菌产生的黄曲霉素具有致突变作用，是原发性肝癌的重要诱发因素之一。

2. 物理因素　自然界中的紫外线照射会造成细胞内遗传物质损伤，产生基因突变。电离和电磁辐射（X线等）达到一定的照射强度和剂量也会导致遗传物质内部的辐射化学反应，出现染色体断裂或重排等畸变。

3. 化学因素　羟胺类、亚硝酸类、碱基类、芳香族类和烷化剂类等化学物质，能够造成原有基因中碱基分子结构或序列发生变化，导致基因突变。

三、基因突变的分子机制

根据 DNA 碱基序列中碱基的组成和序列的变化，基因突变可以分为碱基置换、移码突变和动态突变三种类型。

（一）碱基置换

DNA 碱基序列中，碱基组成发生改变，一个碱基或碱基对被另一个碱基或碱基对取代，称为碱基置换（base substitution）或点突变（point mutation）。DNA 中四种碱基间的碱基置换有两种形式，同类碱基之间发生的碱基置换，即嘌呤取代嘌呤或嘧啶取代嘧啶，称为转换（transition）；不同类碱基之间发生的碱基置换，即嘌呤被嘧啶取代或嘧啶被嘌呤取代，称为颠换（transversion）。自然发生的突变中，转换多于颠换。

碱基置换可由碱基类似物的掺入诱发，也可由一些碱基修饰剂诱变而致。碱基置换可引起四种不同的生物学效应。

1. 同义突变　碱基置换后，碱基序列的改变虽然使遗传密码发生了改变，但由于密码子的简并性，改变后的密码子编码的氨基酸和原密码子编码的一样，这类基因突变称为同义突变（same-sense mutation）（图 3-8）。同义突变不会产生遗传突变效应。

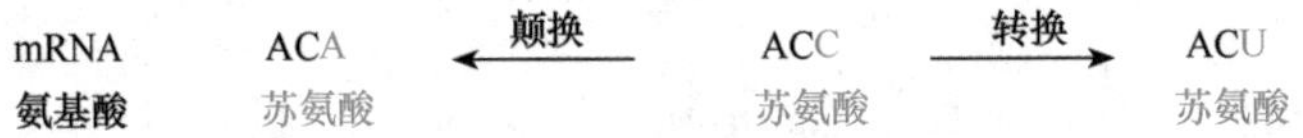

mRNA	ACA	←颠换→	ACC	→转换→	ACU
氨基酸	苏氨酸		苏氨酸		苏氨酸

图 3-8　同义突变

2. 错义突变　碱基置换后，碱基序列发生改变，使改变后密码子编码的氨基酸种类与原密码子编码的不同，称为错义突变（missense mutation）（图 3-9）。错义突变将导致细胞内蛋白质的功能发生异常。

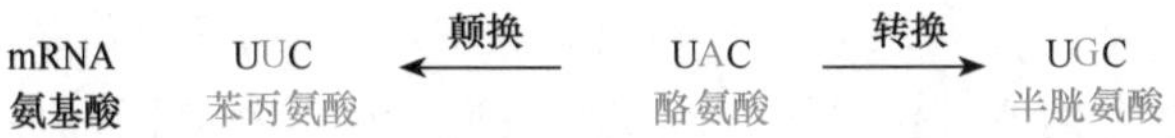

mRNA	UUC	←颠换	UAC	转换→	UGC
氨基酸	苯丙氨酸		酪氨酸		半胱氨酸

图 3-9　错义突变

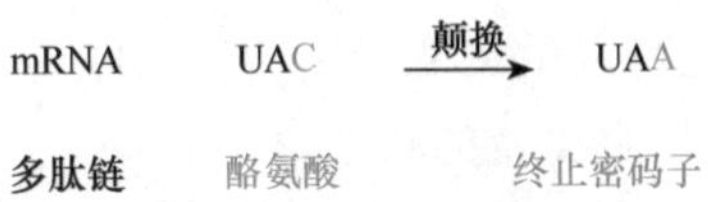

mRNA	UAC	颠换→	UAA
多肽链	酪氨酸		终止密码子

图 3-10　无义突变

3. 无义突变　碱基替换后，碱基序列中由于某一碱基发生了改变，导致终止密码子提前出现，肽链合成提前终止，这样的突变常使肽链缩短失去活性，称为无义突变（nonsense mutation）。无义突变使蛋白质多肽链结构不完整，导致蛋白质功能异常（图 3-10）。

4. 延长突变　碱基替换后，原有终止密码子的碱基序列发生了改变，成为新的氨基酸碱基序列，基因表达中翻译过程继续进行。这样的突变使肽链延长，直到下一个终止密码子出现，肽链合成才能结束。这类基因突变称为延长突变（elongation mutation）或终止密码子突变（terminator mutation）（图 3-11）。延长突变使蛋白质多肽链延长，也会出现蛋白质功能异常。

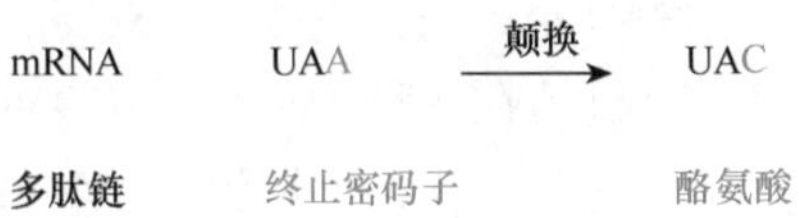

mRNA	UAA	颠换→	UAC
多肽链	终止密码子		酪氨酸

图 3-11　延长突变

（二）移码突变

在原有 DNA 碱基序列中，插入或者丢失一个或多个碱基或碱基对的基因突变类型，称为移码突变（frameshift mutation）（图 3-12）。插入或丢失的碱基或碱基对数目不同，对所编码的蛋白质氨基酸的影响也不同。

正常mRNA	5′	GAA	ACG	UCC	CGC	GCU	3′
氨基酸组合		谷氨酸	苏氨酸	丝氨酸	精氨酸	丙氨酸	
插入一个碱基	5′	GAA	AUC	GUC	CCG	CGC U	3′
氨基酸组合		谷氨酸	异亮氨酸	缬氨酸	脯氨酸	精氨酸	
丢失一个碱基	5′	GAA	A|GU	CCC	GCG	CU	3′
			C丢失				
氨基酸组合		谷氨酸	丝氨酸	脯氨酸	丙氨酸		
整码突变	5′	GAA	ACG	UCC	AGA	CGC	GCU	3′
氨基酸组合		谷氨酸	苏氨酸	丝氨酸	精氨酸	精氨酸	丙氨酸	

图 3-12　移码突变

如果插入或丢失一个或多个碱基或碱基对（非 3 或 3 的倍数）时，将会使从插入或丢失点开始，之后的碱基序列发生错位，三联体密码子组成发生改变，编码的氨基酸种类出现严重变化，影响蛋白质多肽链功能，产生较为严重的遗传学效应。

如果在两个密码子的碱基序列之间，插入一个或多个完整密码子的碱基序列，或者丢失一个或多个完整密码子的碱基序列时，突变后的蛋白质多肽链只会增加或丢失某一个或多个密码子编码的氨基酸，其前后的氨基酸种类不会改变，这种现象称为整码突变。

（三）动态突变

动态突变是指串联的三核苷酸序列的重复次数随世代的传递而逐代累加，从而导致某些遗传病发生的突变方式。如脆性 X 染色体综合征患者的基因序列中，（CGG）n 拷贝数达 60～200 个，导致智力低下，而正常人仅为 6～60 个。

四、基因突变的表型效应

基因突变引起的表型效应复杂多变。根据基因突变对机体的影响程度不同，基因突变的表型效应分为四种情况。

1. 多态效应　是指突变后形成人体正常生化上的遗传学差异。这种差异一般对机体无影响，如 ABO 血型、人类白细胞抗原（HLA）类型和各种同工酶都是由基因突变形成的，这是生物多样性和进化的重要原因。但在某些情况下多态效应也会引起严重后果，如异体器官移植时，若 HLA 类型不合就会发生排斥反应。

2. 中性效应　是指突变的后果轻微，对机体不产生可察觉的效应，如同义突变，突变前后的蛋白质或酶完全相同。

3. 良性效应　是指突变产生了有利于机体生存的积极效应，如非洲人血红蛋白突变基因杂合子（HbAHbS）比正常的纯合子（HbAHbA）更具有抗恶性疟的能力。

4. 恶性效应　是指对人类个体来说，基因突变的后果往往是有害的，可引起各种遗传性疾病，如分子病、酶蛋白病等。

五、DNA 损伤的修复

生物体在漫长的生命演化进程中，为了适应生存环境，建立起了一套完整的自我防御和调节机制。

DNA 损伤的修复就是自我防御和调节机制的体现。DNA 损伤的主要修复方式有光修复、切除修复和复制后修复等。

1. 光修复　DNA 的修复需要光的参与。生物体细胞内存在一种光复活酶，在可见光的作用下能被激活，光复活酶能识别并作用于嘧啶二聚体产生酶 -DNA 复合体，再利用光供给的能量解离二聚体，使 DNA 恢复正常构型，完成修复。

2. 切除修复　需要一系列酶的参与，其过程分为切除、修复和连接。首先由核酸内切酶识别损伤部位，并将损伤部位的 DNA 碱基序列切除；然后以互补的正常 DNA 碱基序列为模板，在 DNA 聚合酶的作用下合成一段正确的 DNA 碱基序列；最后在 DNA 连接酶的作用下，将合成的片段连接到切口处，完成修复。

3. 复制后修复　DNA 的修复发生在 DNA 复制之后。DNA 复制完成后，带有缺口的 DNA 子链与完整的 DNA 母链发生 DNA 片段交换，将缺口转移到母链上，母链在 DNA 聚合酶和 DNA 连接酶的作用下进行修复，使复制后的 DNA 链恢复正常。

目标检测

A₁ 型题

1. 在 RNA 碱基组成中，没有的碱基是（　　）
   A. 腺嘌呤
   B. 胸腺嘧啶
   C. 胞嘧啶
   D. 尿嘧啶
   E. 鸟嘌呤

2. 关于 DNA 双螺旋结构的描述，错误的是（　　）
   A. 两条链反向平行
   B. 两条链通过碱基之间的氢键连接
   C. 碱基位于双螺旋的外侧
   D. 鸟嘌呤和胞嘧啶配对
   E. 腺嘌呤和胸腺嘧啶配对

3. 某 DNA 双链，一条链的碱基序列是 5'-ACCGTTACGTCG-3'，其互补链为（　　）
   A. 5'-TGGCAATGCAGG-3'
   B. 5'-CGACGTAACGGT-3'
   C. 5'-ACCGTTACGTTC-3'
   D. 5'-ACCGUUACGUCC-3'
   E. 5'-CGAC UUACGUCC-3'

4. 关于 DNA 和 RNA 水解后的产物，描述正确的是（　　）
   A. 碱基相同，戊糖不同
   B. 戊糖相同，部分碱基不同
   C. 碱基不同，戊糖相同
   D. 碱基部分不同，戊糖不同
   E. 碱基部分不同，戊糖相同

5. 真核细胞结构基因的侧翼序列是（　　）
   A. 启动子、内含子、终止子
   B. 外显子、内含子、外显子与内含子接头

   C. 启动子、增强子、终止子
   D. 编码区和非编码区
   E. 启动子、外显子、终止子

6. 基因表达时，遗传信息流动的方向是（　　）
   A. hnRNA → mRNA →蛋白质
   B. RNA → DNA →蛋白质
   C. DNA → mRNA →蛋白质
   D. DNA → tRNA →蛋白质
   E. mRNA → DNA →蛋白质

7. 珠蛋白肽链的基因碱基由 C 突变为 G 时，该突变称为（　　）
   A. 正码突变　　　　　B. 密码缺失
   C. 移码突变　　　　　D. 基因融合
   E. 碱基置换

8. 碱基 A 突变为碱基 G，这种突变属于（　　）
   A. 转换　　　　　　　B. 缺失
   C. 颠换　　　　　　　D. 移码突变
   E. 动态突变

9. 在同义突变中，密码子发生改变但（　　）
   A. 碱基序列不变　　　B. 核苷酸不变
   C. 核酸种类不变　　　D. 氨基酸种类不变
   E. 基因不变

10. 在一条肽链中发现一个氨基酸异常，该基因突变的方式是（　　）
   A. 插入突变　　　　　B. 错义突变
   C. 无义突变　　　　　D. 移码突变
   E. 同义突变

（祝继英）

第4章 遗传的基本定律

遗传和变异是生命的基本特征之一，世代间的各类性状通过遗传物质代代传递。人类对生物的遗传和变异现象很早就有所认识，但直到奥地利学者孟德尔（G.Mendel）和美国学者摩尔根（T.H.Morgan）在前人研究的基础上，通过大量的遗传学实验，才发现了遗传的三大基本定律。这三大基本定律奠定了遗传学的基础，其不但适用于研究动植物遗传，也适用于研究人类遗传。

第1节　遗传学常用术语及符号

一、遗传学常用术语

1. 性状　指生物体所具有的形态结构特点与生理生化特征的总称，如豌豆种子的形状、花的颜色、人的肤色、头发的卷直等。

2. 相对性状　指同一性状在同种生物不同个体间的相对差异，如豌豆种子的形状有圆滑、皱缩之分，圆滑与皱缩是一对相对性状；人的眼皮有双眼皮、单眼皮之分，双眼皮与单眼皮是一对相对性状等。常见的人类相对性状有：有耳垂与无耳垂、直发与卷发、有酒窝和无酒窝、秃顶和非秃顶、长睫毛与短睫毛、蓝眼与褐眼、惯用左手与惯用右手、卷舌与平舌等。

3. 亲本　指参与杂交过程的雄性与雌性个体。

4. 基因座　指基因在染色体上所占的位置，又称基因座位。

5. 显性性状　指在杂合状态下能表现出来的亲本性状，如豌豆种子的圆滑。

6. 隐性性状　指在杂合状态下不能表现出来的亲本性状，如豌豆种子的皱缩。

7. 性状分离　指亲代的一对相对性状在子二代的不同个体中分别表现出来的现象。

8. 显性基因　指控制显性性状的基因，通常用大写英文字母表示，如 A、R、Y 等。

9. 隐性基因　指控制隐性性状的基因，通常用小写英文字母表示，如 a、r、y 等。

10. 等位基因　指位于同源染色体的相同基因座位上，控制相对性状的一对基因，如 A 与 a 是一对等位基因，R 与 r 是一对等位基因。

11. 复等位基因　指在群体中一对特定的基因座位上有三种或三种以上的基因形式，但每个个体只有其中任意两个基因。

12. 表现型　指生物个体表现出来的性状，简称表型，通常用文字说明，如豌豆植株的高茎、矮茎。

13. 基因型　指控制生物表型的基因组成，通常用英文字母表示。如表型为圆滑的纯种豌豆，基因型为 RR；表型为皱缩的纯种豌豆，基因型为 rr；表型为圆滑的杂合子豌豆，基因型为 Rr。

14. 纯合子　指控制某一表型的一对等位基因彼此相同的个体，如基因型为 RR、rr 的个体。

15. 杂合子　指控制某一表型的一对等位基因彼此不相同的个体，如基因型为 Rr 的个体。

16. 测交　指用杂合子与纯合隐性亲本进行杂交，以检测杂合子基因型的方法。

17. 自交　指来自同一个体的雌雄配子的结合，或具有相同基因型个体间的交配或来自同一无性繁殖系的个体间的交配。

二、遗传学常用符号

遗传学中常用的符号见图 4-1。

P —— 亲本　　　　　　×——杂交
F₁——子一代　　　　　F₂——子二代
⊗——自交　　　　　　G——生殖细胞（配子）
♀——雌性（配子）　　♂——雄性（配子）

图 4-1　遗传学常用符号

第2节　分离定律

一、性状的分离现象

孟德尔选取了豌豆作为实验研究对象，豌豆有三个特点：①具有稳定可分的性状；②属于闭花授粉的植物；③成熟后籽粒留在豆荚中。

孟德尔选择了豌豆的 7 对相对性状进行遗传实验研究。这些相对性状包括：①种子形状，圆滑与皱缩；②子叶颜色，黄色与绿色；③种皮颜色，灰色与白色；④豆荚形状，饱满与皱缩；⑤豆荚颜色，绿色与黄色；⑥花的位置，腋生与顶生；⑦茎的高度，高茎与矮茎。孟德尔用纯种的高茎豌豆与纯种的矮茎豌豆进行杂交，子一代（F₁）全部为高茎豌豆。孟德尔依据大量的实验数据统计分析，发现具有 1 对相对性状的双亲杂交后，F₁ 中所表现出来的亲本性状称为显性性状（如高茎）。相反，F₁ 中不表现出来的亲本性状称为隐性性状（如矮茎）。接着，孟德尔将 F₁ 豌豆播种生长，让其自交，结果所产生的子二代（F₂）中，有高茎的，也有矮茎的，这种在 F₂ 中出现不同性状的现象称为性状分离。经过统计发现，在 F₂ 的 1064 株中，高茎豌豆 787 株，矮茎豌豆 277 株，高茎豌豆与矮茎豌豆之比为 2.84 ∶ 1，接近 3 ∶ 1（图 4-2）。其他 6 对相对性状的杂交实验也得到了相同的结果（表 4-1）。

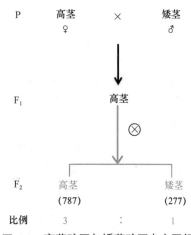

图 4-2　高茎豌豆与矮茎豌豆杂交图解

表 4-1　孟德尔豌豆杂交实验结果

性状类别	亲代相对性状	F₁性状表现	F₂性状表现		
			显性性状	隐性性状	比例
子叶颜色	黄色×绿色	黄色	6022	2001	3.01 ∶ 1
种子形状	圆滑×皱缩	圆滑	5474	1850	2.96 ∶ 1
豆荚形状	饱满×皱缩	饱满	882	299	2.95 ∶ 1
豆荚颜色	绿色×黄色	绿色	428	152	2.82 ∶ 1
花的位置	腋生×顶生	腋生	651	207	3.14 ∶ 1
种皮颜色	灰色×白色	灰色	705	224	3.15 ∶ 1

二、对分离现象的遗传分析

根据实验结果，孟德尔提出了如下假设：①遗传性状是由遗传因子控制的；②遗传因子在细胞内是成对存在的；③在形成生殖细胞时，每对遗传因子要彼此分开，分别进入生殖细胞中，每个生殖细胞只能得到每对遗传因子中的一个；④雌、雄生殖细胞的结合是随机的。孟德尔假设中的遗传因子，在 1909 年被丹麦生物学家约翰逊（W.Johannsen）提出的"基因"概念取代。

性状由基因决定，高茎与矮茎是豌豆的一对相对性状，高茎为显性性状，基因为 A，矮茎为隐性性状，基因为 a。若假设成立，亲本（P）纯合子高茎豌豆的基因型应为 AA，矮茎豌豆的基因型应为 aa。F_1 的基因型应为 Aa，表型为高茎。F_1 则产生了两种数目相等的配子——A 和 a。F_1 自交后，F_2 就会出现三种基因型——AA、Aa、aa，分离比为 1：2：1。其中 AA、Aa 的表型为高茎，aa 的表型为矮茎，表型高茎与矮茎之比为 3：1，与实验结果一致（图 4-3）。

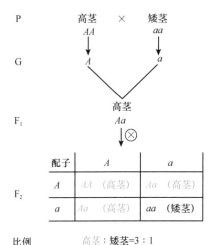

图 4-3　高茎豌豆与矮茎豌豆遗传分析图解

三、对分离现象的验证

一种假设是否成立，其不但要能解释已经发生的实验结果，还要能够预测未发生的实验结果。为此，孟德尔设计了一个验证实验，即测交。测交是指用基因型未知的杂合子与纯合隐性亲本进行杂交，用以检测杂合子基因型的方法。如假设成立，当用 F_1 高茎豌豆（Aa）与纯合隐性矮茎豌豆（aa）进行杂交，由于 F_1 可形成含 A 和 a 两种数目相等的配子，隐性亲本只能产生一种含 a 的配子，配子结合必将形成 Aa 和 aa 两种合子，发育成高茎和矮茎两种表型的后代，并且数目相等（图 4-4）。通过测交实验，孟德尔得到的测交后代既有高茎又有矮茎，且比例为 1：1，此结果证明，子一代确实是杂合子，且 Aa 这对等位基因在形成配子时彼此分离。

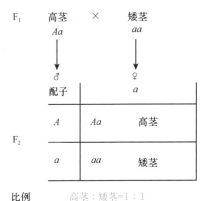

图 4-4　豌豆测交实验图解

四、分离定律的实质与细胞学基础

孟德尔根据上述实验总结出分离定律，又称孟德尔第一定律，即成对的等位基因在杂合状态下独立存在，互不影响；在形成生殖细胞时，等位基因彼此分离，分别进入不同的配子中，形成两种数目相等的配子。

分离定律适用于解释生物界一对等位基因控制的一对相对性状的遗传现象，人类某些受一对等位基因控制的正常性状及遗传病的遗传方式都符合分离定律。

染色体是基因的载体，等位基因位于同源染色体上。在配子形成过程中，同源染色体彼此分离，分别进入不同的配子中，这是分离定律的细胞学基础。

第 3 节　自由组合定律

以分离现象为基础，孟德尔对两对及两对以上相对性状的遗传进行了实验研究，总结出了自由组合定律。

一、性状的自由组合现象

孟德尔选取了豌豆的两对相对性状进行分析。用纯种的黄色子叶、种子形状为圆滑（简称黄圆）的豌豆和绿色子叶、种子形状皱缩（简称绿皱）的豌豆进行杂交，F_1 全是黄圆豌豆。接着，孟德尔用 F_1 黄圆豌豆自交，得到 F_2 共 556 粒种子，分四种类型：黄圆（315 粒）、黄皱（101 粒）、绿圆（108 粒）、绿皱（32 粒），四种类型数量的比例接近 9：3：3：1（图 4-5）。在 F_2 的四种表型中，黄圆与绿皱和亲本的性状相同，称为亲本组合类型，黄皱与绿圆是亲本性状的重新组合，称为新组合或重新组合类型。此现象表明 F_2 中不仅有亲本类型，并且出现了亲本没有的重组类型。如果独立地分析每对相对性状，发

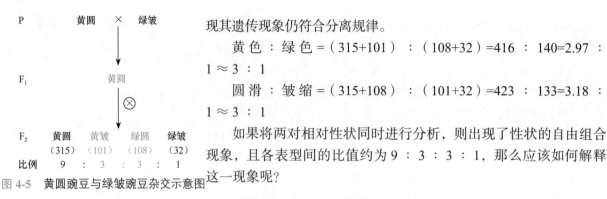

图 4-5　黄圆豌豆与绿皱豌豆杂交示意图

现其遗传现象仍符合分离规律。

$$黄色：绿色 = （315+101）：（108+32）=416：140=2.97：1 \approx 3：1$$

$$圆滑：皱缩 = （315+108）：（101+32）=423：133=3.18：1 \approx 3：1$$

如果将两对相对性状同时进行分析，则出现了性状的自由组合现象，且各表型间的比值约为 9：3：3：1，那么应该如何解释这一现象呢？

二、对自由组合现象的遗传分析

孟德尔认为含有多对遗传因子（等位基因）的个体，在形成生殖细胞时，每对遗传因子（等位基因）都要彼此分开，不同对的等位基因以均等的机会自由组合到生殖细胞中去，这就是自由组合定律。

上述两对相对性状的遗传分别受一对等位基因所控制，用 Y、y 表示一对分别控制子叶颜色黄色与绿色的等位基因，用 R、r 表示另一对分别控制种子形状圆滑与皱缩的等位基因。因此，纯合黄圆亲本的基因型为 $YYRR$，纯合绿皱亲本的基因型为 $yyrr$。根据分离定律，在形成配子时，黄圆亲本（$YYRR$）与绿皱亲本（$yyrr$）分别产生含 YR 与含 yr 的配子。两种配子结合形成 F_1，基因型为 $YyRr$，表型为黄圆。F_1 自交产生配子时，等位基因 Y 与 y、R 与 r 彼此分离，同时非等位基因自由组合，分别进入到不同的配子中，即 Y 与 R、Y 与 r、y 与 R、y 与 r 有相同的概率组合在一起，形成数量相等的四种配子：YR、Yr、yR、yr。受精时，这四种类型的雌雄配子随机结合出现 16 种组合方式，形成 9 种基因型，4 种表型的 F_2，4 种表型的数量比例约为 9：3：3：1（图 4-6）。

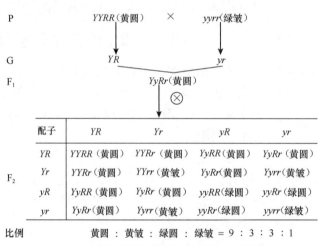

图 4-6　黄圆豌豆与绿皱豌豆遗传分析图解

三、对自由组合现象的验证

为证实自由组合假设的正确性，孟德尔仍用测交实验予以验证。他用 F_1 黄色圆滑豌豆（$YyRr$）与隐性纯合绿色皱缩豌豆（$yyrr$）进行杂交。根据等位基因相互分离，非等位基因自由组合的假设，F_1 将产生 4 种数量相等的配子——YR、Yr、yR、yr。而绿皱豌豆只产生一种配子——yr。雌雄配子随机结合后，后代将出现四种表型，即黄圆（$YyRr$）、黄皱（$Yyrr$）、绿圆（$yyRr$）、绿皱（$yyrr$），并且其比值为 1：1：1：1（图 4-7）。测交实验结果与预期完全一致，从而证实了自由组合假设的正确性。

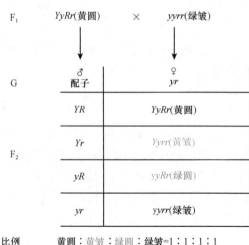

图 4-7　豌豆测交实验图解

四、自由组合定律的实质与细胞学基础

孟德尔根据上述实验结果总结出自由组合定律的实质：位于非同源染色体上的两对或两对以上的基因，在形成配子时，等位基因彼此分离，非等位基因自由组合，进入到不同的配子中。

自由组合定律适用于解释生物体两对或两对以上相对性状的遗传，且控制这两对或两对以上相对性状的基因分别位于不同的同源染色体上。等位基因位于同源染色体上，而非等位基因位于非同源染色体上，在减数分裂形成配子的过程中，同源染色体相互分离，非同源染色体随机自由组合，进入不同配子中，这是自由组合定律的细胞学基础。

第 4 节　连锁与互换定律

孟德尔提出的分离定律和自由组合定律在得到遗传学界的公认之后，受到了广泛关注。许多生物学家开始用其他的动植物作为遗传实验材料，进行杂交实验。但他们却在两对相对性状的杂交实验中发现，并不是所有的结果都与自由组合定律吻合。1910 年，美国遗传学家摩尔根利用果蝇作为实验材料，进行了大量的杂交实验，不仅证实了分离定律和自由组合定律，而且在此基础上提出了连锁与互换定律。

一、完全连锁

果蝇体型小、生命力强、世代交替短，并且相对性状差异明显，是理想的遗传学研究材料。在实验过程中，摩尔根等发现果蝇有野生型和突变型两种，野生型果蝇身体为灰色，翅膀很长，而突变型果蝇身体为黑色，翅膀残缺。他们将纯合的灰身长翅（$BBVV$）果蝇和黑身残翅（$bbvv$）果蝇进行杂交，得到的子一代（F_1）全是灰身长翅（$BbVv$）。这说明，果蝇的灰色（B）对黑色（b）是显性，长翅（V）对残翅（v）是显性。然后用 F_1 灰身长翅（$BbVv$）雄果蝇和黑身残翅（$bbvv$）雌果蝇进行测交，根据自由组合定律，测交的后代（F_2）应该出现 4 种类型：灰身长翅（$BbVv$）、灰身残翅（$Bbvv$）、黑身长翅（$bbVv$）、黑身残翅（$bbvv$），并且成 1 : 1 : 1 : 1 的比例。然而，实验结果却大相径庭，F_1 灰身长翅（$BbVv$）果蝇与黑身残翅（$bbvv$）果蝇测交后，只出现了灰身长翅（$BbVv$）和黑身残翅（$bbvv$）两种类型，且比例为 1 : 1，各占 50%。

为什么会出现这种结果呢？按照自由组合定律，F_1 灰身长翅（$BbVv$）雄果蝇应该产生 4 种精子——BV、Bv、bV、bv，比例为 1 : 1 : 1 : 1，F_1 黑身残翅（$bbvv$）雌果蝇产生 1 种卵细胞 bv，通过受精作用形成 F_2，应该出现灰身长翅（$BbVv$）：灰身残翅（$Bbvv$）：黑身长翅（$bbVv$）：黑身残翅（$bbvv$）=1 : 1 : 1 : 1 的情况。然而实验结果表明，F_1 灰身长翅（$BbVv$）雄果蝇只产生了数量相等的 BV 和 bv 两种精子，从而使 F_2 最终只出现数量相等的灰身长翅（$BbVv$）和黑身残翅（$bbvv$）两种类型。为了解释上述情况，摩尔根进行了大胆的假设。他认为，控制这两对相对性状的基因位于同一对同源染色体上，灰色（B）基因和长翅（V）基因位于一条染色体上，黑色（b）基因和残翅（v）基因位于另一条染色体上。这样，在形成精子的过程中，BV 和 bv 只能随着各自所在的染色体进行传递，而不能进行基因间的自由组合。因此，只能形成数量均等的 BV 和 bv 两种精子，与 bv 的卵细胞结合后，最终也只能形成灰身长翅（$BbVv$）和黑身残翅（$bbvv$）两种类型，比例为 1 : 1（图 4-8）。

当两对或两对以上基因位于同一对染色体上时，在形成配子的过程中，同一条染色体上的不同基因连在一起不分离，这种现象称为连锁。如果连锁的基因作为一个整体传递给后代，不发生基因互换，使得测交后代完全是亲本组合的现象，称为完全连锁。完全连锁现象在生物界非常少见，目前仅发现雄果蝇和雌家蚕有此情况，而不完全连锁现象在生物界更为普遍。

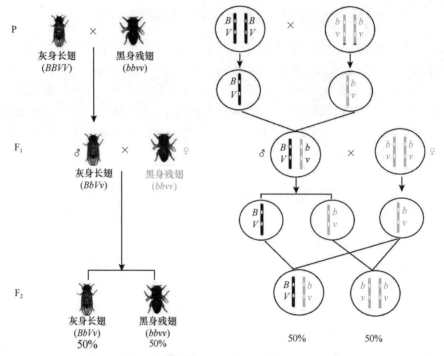

图 4-8　果蝇的完全连锁现象及其遗传分析图解

二、不完全连锁

在接下来的果蝇实验中，摩尔根用 F_1 灰身长翅（$BbVv$）雌果蝇和黑身残翅（$bbvv$）雄果蝇进行测交，结果出现了灰身长翅（$BbVv$）、黑身残翅（$bbvv$）、灰身残翅（$Bbvv$）、黑身长翅（$bbVv$）4 种类型，但没有出现 1：1：1：1 的比例。产生的 4 种类型中，前 2 种与亲本性状相同，称为亲本组合，各占 41.5%，后 2 种与亲本性状不同，称为重新组合，各占 8.5%。上述实验结果既与雄果蝇的完全连锁不同，又无法用自由组合定律进行解释。

如何解释这一实验结果呢？摩尔根提出，基因的连锁关系不是绝对的，少数情况下也可能发生改变。在 F_1 灰身长翅（$BbVv$）雌果蝇的卵细胞形成过程中，大多数情况下 B 和 V、b 和 v 分别保持原有的连锁关系；而少数情况下，由于减数分裂过程中同源染色体部分片段发生交换，使原连锁的 BV 和 bv 之间发生互换，导致基因重新组合，从而形成了 Bv 和 bV 两种新的卵细胞。这样，F_1 灰身长翅（$BbVv$）雌果蝇形成了 BV、bv、Bv、bV 四种卵细胞，在与黑身残翅（$bbvv$）雄果蝇产生的 bv 精子结合后，F_2 出现灰身长翅（$BbVv$）、黑身残翅（$bbvv$）、灰身残翅（$Bbvv$）、黑身长翅（$bbVv$）四种类型。由于发生染色体片段交换的细胞数量少，F_1 灰身长翅（$BbVv$）雌果蝇产生的 BV 和 bv 数量多，Bv 和 bV 数量少，最终 F_2 出现亲本组合灰身长翅（$BbVv$）和黑身残翅（$bbvv$）数量多，占 83%，重新组合灰身残翅（$Bbvv$）和黑身长翅（$bbVv$）数量少，占 17%（图 4-9）。

当两对或两对以上基因位于同源染色体上时，在形成配子的过程中，同一条染色体上的不同基因大部分连锁传递，仅有小部分由于染色体片段交换而发生基因重组，这种现象称为不完全连锁。发生不完全连锁的测交后代，亲本组合类型多，重新组合类型少。

三、连锁与互换定律的实质与细胞学基础

在配子形成的减数分裂过程中，同源染色体发生联会，同源非姐妹染色单体之间发生交换，这是连锁与互换定律的细胞学基础。

同一条染色体上的不同基因共同传递是连锁的实质，同源非姐妹染色单体由于发生交叉互换而导致基因重组是互换的实质。连锁和互换是自然界普遍存在的现象。在完全连锁中，仅存在基因连锁这

一种情况；在不完全连锁中，同时存在基因连锁和基因互换两种情况，但连锁仍然占主体。

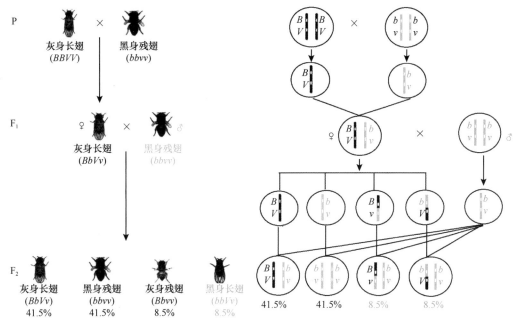

图 4-9　果蝇的不完全连锁现象及其遗传分析图解

目标检测

A₁/A₂ 型题

1. *A*、*a* 与 *B*、*b* 分别位于不同的两对同源染色体上。基因型为 *AaBb* 的个体产生配子的类型是（　　）

A. *Aa*、*Bb*　　　　　　　B. *A*、*a*、*B*、*b*

C. *AB*、*ab*　　　　　　　D. *AB*、*Ab*、*aB*、*ab*

E. *Aa*、*Bb*

2. 按自由组合定律，基因型为 *AaDdRr* 的个体，能产生的配子种类有（　　）

A. 4 种　　　　　　　　　B. 5 种

C. 6 种　　　　　　　　　D. 7 种

E. 8 种

3. *AaBb* 个体按自由组合定律与 *Aabb* 个体结合产生 *aabb* 基因型个体的概率为（　　）

A. 1/16　　　　　　　　　B. 1/8

C. 1/4　　　　　　　　　D. 1/2

E. 3/8

4. 在连锁现象中，F₂ 个体的性状只有两种亲本组合的情况属于（　　）

A. 不完全连锁　　　　　　B. 完全连锁

C. 性连锁显性　　　　　　D. 性连锁隐性

E. Y 连锁

5. 下列关于纯合子和杂合子的叙述，正确的是（　　）

A. 纯合子自交后代是纯合子

B. 两纯合子异花授粉，后代一定是纯合子

C. 纯合子与杂合子杂交的后代全部是杂合子

D. 杂合子自交的后代全部是杂合子

E. 纯合子与杂合子杂交的后代全部是纯合子

6. F₁ 灰身长翅雌果蝇与黑身残翅雄果蝇测交后，F₂ 的表型有（　　）

A. 2 种　　　　　　　　　B. 3 种

C. 4 种　　　　　　　　　D. 5 种

E. 6 种

7. 人类的卷舌由显性基因 *R* 控制，平舌由隐性基因 *r* 控制，卷舌的男性与平舌的女性结婚，子女两种性状均有，这对夫妇的基因型是（　　）

A. *RR*×*rr*　　　　　　　B. *RR*×*Rr*

C. *rr*×*rr*　　　　　　　D. *Rr*×*rr*

E. *Rr*×*Rr*

8. 人类湿耳垢（*D*）对干耳垢（*d*）是显性，都是湿耳垢的一对夫妇婚后生了一个干耳垢的男孩，则该男孩的基因型是（　　）

A. *DD*　　　　　　　　　B. *dd*

C. *Dd*　　　　　　　　　D. *DDdd*

E. *DdDd*

9. 双眼皮（*A*）对单眼皮（*a*）是显性，惯用右手（*B*）对惯用左手（*b*）是显性，*Aa* 与 *Bb* 分别位于不同的两对

同源染色体上，双亲的基因型都是 *AaBb* 的家庭，其子女为双眼皮且惯用右手所占的比例是（　　）

A. 1/16
B. 1/8
C. 3/16
D. 1/4
E. 9/16

10. 人类褐色眼（*D*）对蓝色眼（*d*）是显性，有耳垂（*H*）对无耳垂（*h*）是显性，两对等位基因属独立遗传。现有一蓝色眼无耳垂的男性与一褐色眼有耳垂的女性婚配，而该女性的母亲为蓝色眼无耳垂，则（　　）

A. 该女性的基因型为 *DdHH*
B. 这对夫妇的后代可能出现的基因型有 4 种
C. 这对夫妇的后代中出现褐色眼无耳垂子女的概率为 1/8
D. 这对夫妇的后代可能出现的表型有 2 种
E. 这对夫妇的后代中出现褐色眼有耳垂子女的概率为 9/16

（赵　斌）

第5章
单基因遗传病

单基因遗传病简称单基因病，是指由一对等位基因所控制的遗传病。其遗传方式遵循孟德尔遗传定律，所以单基因遗传病又称为孟德尔遗传病。根据致病基因的显隐性质及所在染色体的种类（常染色体或性染色体）不同，单基因遗传病的遗传方式分为5种主要类型：常染色体显性遗传、常染色体隐性遗传、X连锁显性遗传、X连锁隐性遗传及Y连锁遗传。

第1节　系谱与系谱分析法

一、系谱与系谱常用符号

系谱（pedigree）指从先证者（家族中第一个被确诊患有某种遗传病或具有某种性状的成员）入手，追溯调查某家族成员数量、亲缘关系及某种遗传病或性状在家族成员中的分布情况，并将调查的结果按一定格式绘制成的图谱。系谱又称家系谱图，不仅包括患有某种遗传病或具有某种性状的家族成员，也包含其他正常或不具有此种性状的成员。

绘制系谱时，常用系谱符号（图5-1）来代替复杂的文字描述，以提高分析效率。

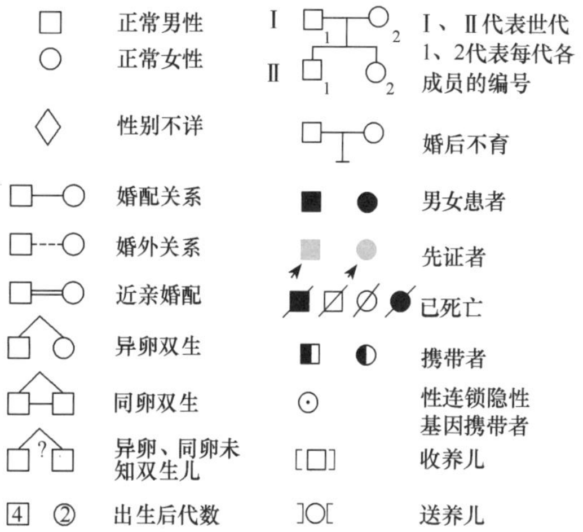

□	正常男性	Ⅰ、Ⅱ代表世代 1、2代表每代各成员的编号	
○	正常女性		
◇	性别不详		婚后不育
□─○	婚配关系	■ ●	男女患者
□---○	婚外关系		先证者
	近亲婚配		已死亡
	异卵双生		携带者
	同卵双生	⊙	性连锁隐性基因携带者
	异卵、同卵未知双生儿	[□]	收养儿
④ ②	出生后代数	)□(	送养儿

图5-1　遗传系谱常用符号

二、系谱分析法

研究人类遗传病或性状的遗传方式不能像研究动植物一样采用杂交实验，系谱分析法（pedigree analysis）是研究人类遗传方式的主要方法。系谱分析是指通过系谱对家族某遗传病或性状的遗传方式进行分析。通过系谱分析，可以对某家族进行回顾性解析，以确定某一疾病或性状在该家族中是否受到遗传因素的影响及可能的遗传方式；也可为某一遗传病所在的家族提供诊断与预防的相关资讯，降低遗传病的再发风险。

第2节　常染色体显性遗传病

控制某种遗传病的致病基因位于1～22号常染色体上，且致病基因性质为显性，这种遗传方式称为常染色体显性（autosomal dominant，AD）遗传，由此引起的疾病称为常染色体显性遗传病。临床上常见的常染色体显性遗传有短指（趾）、软骨发育不全、多指（趾）、家族性多发性结肠息肉病、先天性肌强直、马方（Marfan）综合征等。

在常染色体显性遗传病中，通常用A表示显性基因（致病基因），用a表示其相应的隐性基因（正常基因），人群中的基因型有AA、Aa、aa三种类型。由于A对a为显性，在杂合子中，显性基因A的作用表现出来，隐性基因a的作用被掩盖，使得Aa表现出和AA相同的性状，表型仅有两种，即显性性状（患者）和隐性性状（正常人）。根据孟德尔遗传定律，患者的基因型是AA或Aa（多见），

正常人的基因型是 *aa*。

临床上常见的常染色体显性遗传病患者多为杂合子（*Aa*），这是因为致病基因最初多是由正常基因突变而来的，而突变是稀有事件，其突变率为每对 $10^{-6} \sim 10^{-4}$/ 代，所以致病基因在人群中突变率很低，临床上很少看到显性纯合子患者（*AA*）。根据杂合子（*Aa*）的不同表现，常染色体显性遗传可分为完全显性遗传、不完全显性遗传、共显性遗传、不规则显性遗传、延迟显性遗传、从性显性遗传等形式。

 案例 5-1

短指（趾）是常染色体显性遗传病。某夫妇丈夫是短指患者，妻子正常，生育了一个短指患儿。

问题：1. 这对夫妇的基因型是什么？

2. 如果这对夫妇再生育一个孩子，其患病的概率是多少？

一、完全显性遗传

完全显性（complete dominance）遗传是指在杂合子（*Aa*）中，显性基因的作用完全表达，而隐性基因的作用被完全掩盖，杂合子（*Aa*）的表型与显性纯合子（*AA*）的表型完全相同的遗传方式。常见的完全显性遗传病有短指（趾）、并指（趾）Ⅰ型、加德纳综合征（又称遗传性肠息肉综合征）、多囊肾病、神经纤维瘤病等。

并指（趾）Ⅰ型（syndactyly type Ⅰ）表现为患者指间或足间有蹼，其末节指骨愈合（图 5-2）。假设致病基因为 *B*，正常基因为 *b*，临床上常见的婚配关系为杂合子患者（*Bb*）与正常人（*bb*）之间的婚配，其后代有 1/2 的概率为患者（图 5-3）。

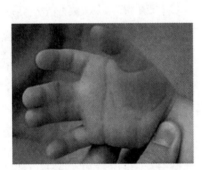

图 5-2 并指Ⅰ型

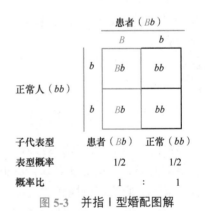

图 5-3 并指Ⅰ型婚配图解

通过对并指Ⅰ型系谱（图 5-4）的分析，可以归纳出常染色体完全显性遗传的系谱特点：①致病基因位于常染色体上，发病与性别无关，男女患病概率均等；②患者双亲往往有一方是患者，且大多数为杂合子；③患者同胞中约有 1/2 的人是患者；④系谱中连续几代都可出现此病患者，呈现连续传递现象；⑤双亲无病时，子女一般不患病（基因突变除外）。

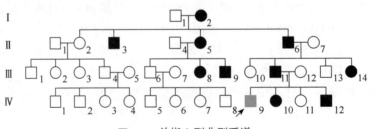

图 5-4 并指Ⅰ型典型系谱

二、不完全显性遗传

不完全显性（incomplete dominance）遗传是指在一些常染色体显性遗传病中，杂合子（Aa）的表型介于显性纯合子（AA）与隐性纯合子（aa）之间的遗传方式，也称为半显性遗传（semi-dominant inheritance）。出现这种现象的原因是在杂合子（Aa）中，显性基因 A 与隐性基因 a 的作用都得到一定程度的表达。如果两个杂合子（Aa）婚配，后代表型比例为 $1（AA）：2（Aa）：1（aa）$，其中 AA 为重型患者，Aa 为轻型患者，aa 为正常人。常见的不完全显性遗传病有软骨发育不全、β 地中海贫血、苯硫脲（PTC）味觉障碍等。

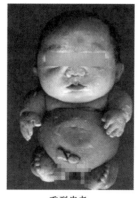 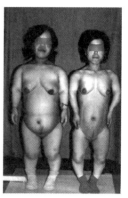

重型患者　　　　轻型患者

图 5-5　软骨发育不全患者

软骨发育不全（achondroplasia，ACH）的隐性纯合子（aa）表型正常；显性纯合子（AA）病情严重，多在胚胎期或婴儿期死亡；杂合子（Aa）由于长骨骨骺端软骨细胞骨化障碍，影响骨的生长，导致其出现躯体矮小、躯干相对较长、头大、额突出、面中部发育不良，并伴有腰椎明显后突、膝内翻、指呈车轮状张开等症状（图 5-5）。两个软骨发育不全的杂合子（Aa）患者婚配后，其后代子女有 1/4 的概率表现正常，1/2 的概率为轻型患者，1/4 的概率为重型患者（图 5-6）。

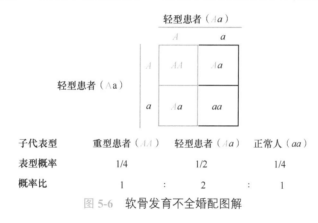

子代表型	重型患者（AA）		轻型患者（Aa）		正常人（aa）
表型概率	1/4		1/2		1/4
概率比	1	:	2	:	1

图 5-6　软骨发育不全婚配图解

β 地中海贫血的遗传方式也属于不完全显性遗传。该病是指因血红蛋白中 β 链合成障碍而发生的溶血性贫血。设 β^{TH} 为显性致病基因，β^{th} 为隐性正常基因，则显性纯合子 $\beta^{TH}\beta^{TH}$ 为重型患者，出生后几个月便表现出严重的进行性贫血；杂合子 $\beta^{TH}\beta^{th}$ 为轻型患者，表现为轻度贫血或因代偿而无贫血；隐性纯合子 $\beta^{th}\beta^{th}$ 为正常人。

不完全显性遗传的显性纯合子（AA）与杂合子（Aa）都为患者，故其遗传系谱特点与完全显性遗传相同。

三、不规则显性遗传

不规则显性（irregular dominance）遗传是指在某些常染色体显性遗传中，某些带有显性致病基因的杂合子（Aa）个体由于受到某种遗传因素或环境因素的影响并不发病，或即使发病但表现程度有所差异，导致显性遗传出现不规则的遗传方式，也称为外显不全（incomplete penetrance）。常见的不规则显性遗传病有多指（趾）、马方综合征等。

按照孟德尔遗传定律，常染色体显性遗传病的杂合子（Aa）应该为患者，但实际上有些杂合子并不发病。显性基因不能表达，可能是由于显性致病基因受到修饰基因（modifier gene）或环境因素等的影响而出现表达差异。修饰基因是指某些对遗传性状无直接作用，但可以影响该遗传性状主基因表现程度的基因。生物体发育过程中，各种环境因素可作为一种修饰因子影响主基因的表达。另外，影响显性基因表达的遗传背景主要是由于细胞内存在修饰基因。具有增强主基因（对数量性状能产生明显表型效应的基因）作用的修饰基因可使主基因所决定的性状表达完全，具有削弱主基因作用的修饰基因可使主基因决定的性状得不到表达或表达不完全。

在不规则显性遗传病中，某些杂合子（Aa）虽然不发病，但其显性基因可以传给后代，使后代患病，所以常有隔代遗传的现象。

多指（polydactyly）是不规则显性遗传的实例。患者在其小指外侧有一额外指（图 5-7）。图 5-8 为一多指的系谱，反映了不规则显性遗传的典型特点。系谱中，先证者Ⅲ₂的 3 个子女中，有 1 个多指患者。他的父母Ⅱ₂和Ⅱ₃表型正常，但他的姑妈Ⅱ₁与爷爷Ⅰ₁是患者，说明先证者Ⅲ₂的致病基因来自他的父亲Ⅱ₂。父亲Ⅱ₂是杂合子，但由于遗传因素与环境因素的影响，显性基因（A）的作用未能表现，所以表型正常。

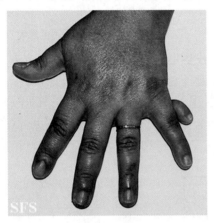

图 5-7　多指

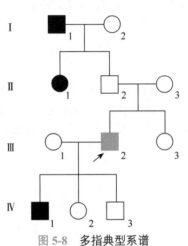

图 5-8　多指典型系谱

表现度（expressivity）是指基因在个体中的表现程度，即在不同遗传背景及环境因素影响下，相同的基因改变在不同个体或者同一个体的不同部位，其性状或疾病的表现程度可能存在显著差异。例如，常染色体显性遗传的多指（趾），不同患者可出现不同的指（趾）数、不同的手（脚）多指（趾）、不同的软组织增加和掌骨增加程度、不同的多余指（趾）长短程度等。这些差异既可出现在不同个体，也可出现在同一个体的不同部位。

外显率（penetrance）是指某一杂合显性基因在特定的群体及环境中表现出相应表型的比例，常用百分率（%）来表示。外显率为 100% 时为完全外显（complete penetrance），低于 100% 时则为外显不全或不完全外显（imcomplete penetrance）。例如，常染色体显性遗传的多指（趾），在详细调查某一群体后，推测具有该致病基因的个体数 100 人，而实际多指（趾）患者只有 80 人。那么该致病基因在调查群体的外显率为 80/100×100%=80%。临床中某一基因的外显率不是一成不变的，外显率会随着观察者制订的观察标准的不同而变化。例如，上述的多指（趾）致病基因的外显率观察指标是以肉眼观察指（趾）是否正常。但是当观察标准辅以 X 线检查时，会发现因肉眼不能看出而被认为"正常个体"者也可能有骨骼的异常。因此，当观察标准细化时，多指（趾）致病基因的外显率将有所升高。

值得注意的是，虽然表现度和外显率均受到环境因素和遗传因素的影响，但两者是两个不同的概念，切不可混淆。其根本区别在于表现度指的是基因在表达前提下其表现程度如何，即不同个体表现出疾病的严重程度，属于"量"的问题；外显率指的是基因表达与否，即杂合子个体的发病率，是"质"的问题。

➕ **案例 5-2**

某医院妇产科因故停电，停电期间有两个新生儿出生，已知新生儿血型分别为 O 型和 AB 型。
两对父母的血型分别是：① A 型、B 型；② AB 型、AB 型。
问题：能否根据父母的血型确认其孩子？

四、共显性遗传

共显性（codominance）遗传是指一对等位基因彼此之间没有显隐性关系，在杂合状态时，两种基因分别表达其基因产物，形成相应表型的遗传方式。人类 ABO 血型是共显性遗传的实例。人类 ABO 血型基因定位是 9q34，由一组复等位基因 I^A、I^B、i 决定。复等位基因（multiple allele）是指在一对同源染色体的某一特定基因座位有三种或三种以上的基因，但对每个个体来说最多只能拥有其中任意两个基因。此外，属于共显性遗传的还有人类 MN 血型、人类白细胞抗原（human leukocyte antigen，HLA）等。

I^A 基因决定红细胞表面存在抗原 A，I^B 基因决定红细胞表面存在抗原 B，i 基因决定红细胞表面没有 A、B 抗原。I^A 与 I^B 对 i 表现为显性，因此基因型与血型的对应关系是：①基因型是 $I^A i$、$I^A I^A$ 的人为 A 型血。②基因型是 $I^B i$、$I^B I^B$ 的人为 B 型血。③基因型是 ii 的人为 O 型血。④I^A 与 I^B 为共显性关系，基因型是 $I^A I^B$ 的人为 AB 型血（表 5-1）。

表 5-1　ABO 血型特点

血型	红细胞抗原	血清中天然抗体	基因型
A	抗原 A	抗 B	$I^A i$, $I^A I^A$
B	抗原 B	抗 A	$I^B i$, $I^B I^B$
O	—	抗 A, 抗 B	ii
AB	抗原 A, 抗原 B	—	$I^A I^B$

ABO 血型检测是法医学中进行亲子鉴定的常用方法之一。已知双亲的血型便可推测子女有可能和不可能出现的血型。同时，已知子女与双亲任何一方的血型，也可以推断出双亲另一方有可能和不可能出现的血型（表 5-2）。例如，父母双方的血型分别是 A 型和 O 型，其子女的血型只可能是 A 型或者 O 型，而不可能是 AB 型或 B 型。

表 5-2　双亲与子女之间血型遗传的关系

双亲血型	子女可能出现的血型	子女不可能出现的血型	双亲血型	子女可能出现的血型	子女不可能出现的血型
A×A	A, O	B, AB	B×O	B, O	A, AB
A×O	A, O	B, AB	B×AB	A, B, AB	O
A×B	A, B, AB, O	—	AB×O	A, B	AB, O
A×AB	A, B, AB	O	AB×AB	A, B, AB	O
B×B	B, O	A, AB	O×O	O	A, B, AB

五、延迟显性遗传

延迟显性（delayed dominance）遗传是指某些常染色体显性遗传病，在生命的早期，杂合子（Aa）携带的致病基因不表达或虽表达但尚不足以引起明显的临床表现，只有在达到一定年龄后致病基因才开始表达或充分表达并引起疾病的遗传方式。

亨廷顿病（Huntington disease），又称亨廷顿舞蹈症，是延迟显性遗传的实例。该病患者因大脑以尾状核为主的神经元广泛变性而导致进行性不自主的舞蹈样运动，随着病情的加重，可出现智力衰退，甚至痴呆等症状（图 5-9）。图 5-10 为亨廷顿病的系谱。如果致病基因由父亲传来，患者的发病年龄小，常在 20～30 岁发病且一般病情严重；如果致病基因由母亲传来，则患者的发病年龄较大，多在 40 岁以后发病且一般病情较轻。这种由于来自父亲或母亲的相同基因却产生不同表型效应的现象称为遗传印迹（genetic imprinting）。这可能是由基因在某一性别中受到修饰（如甲基化）而引起。

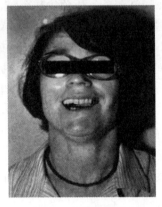

图 5-9　亨廷顿舞蹈症

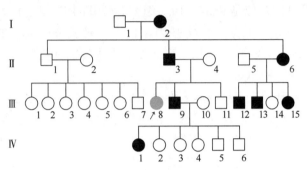

图 5-10　亨廷顿舞蹈症典型系谱

家族性多发性结肠息肉病也属于延迟显性遗传病。该病患者的结肠壁上有许多大小不等的息肉，主要临床症状是便血伴有黏液。该病是一种癌前病变，可恶化为结肠癌。

六、从性显性遗传

从性显性（sex-influenced dominance）遗传是受常染色体上的基因所控制的性状，在表型上受性别影响而具有男女性别分布比例或表现程度差异的遗传方式。遗传性秃顶是从性遗传的实例，是一种以头顶为中心向周围扩展的进行性、对称性脱发。该病致病基因位于常染色体上，男性杂合子（Aa）表现为秃顶，而女性杂合子（Aa）不表现为秃顶（常只是头发稀疏）。早秃的发生除受早秃基因的影响外，还与体内雄激素水平有关。

第 3 节　常染色体隐性遗传病

控制某种遗传病的致病基因位于 1 ～ 22 号常染色体上，且致病基因性质为隐性，这种遗传方式称为常染色体隐性（autosomal recessive，AR）遗传，由此引起的疾病称为常染色体隐性遗传病。临床上常见的常染色体隐性遗传病有白化病、苯丙酮尿症、尿黑酸尿症、半乳糖血症、肝豆状核变性、遗传性肺气肿、镰状细胞贫血、囊性纤维变性、先天性肾上腺皮质增生症等。

一、常染色体隐性遗传的系谱特点

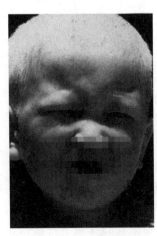

图 5-11　白化病患者

在常染色体隐性遗传中，常用 a 表示决定某种性状的隐性基因（致病基因），用 A 表示其相应的显性基因（正常基因），人群中的基因型有 AA、Aa、aa 三种类型。当个体处于杂合（Aa）状态时，由于显性基因（A）的存在，致病基因（a）的作用不能表现，因此杂合子不发病。这种表型正常但是带有致病基因的杂合子称为携带者（carrier）。只有当隐性基因处于纯合状态（aa）时，其控制的性状才能表现出来。因此表型有两种——隐性性状（患者，基因型为 aa）和显性性状（正常人基因型为 AA 或 Aa，其中杂合子 Aa 为携带者）。

白化病（albinism）是常染色体隐性遗传的实例。患者先天性缺乏酪氨酸酶或酪氨酸酶功能障碍，黑色素合成不足而导致遗传性白斑病。临床表现为视力低下、眼睛畏光、皮肤对光线高度敏感、日晒后容易有晒斑和各种光感性皮炎而皮肤晒后不变黑，部分患者有屈光不正、斜视和眼球震颤等症状（图 5-11）。

现分析常染色体隐性遗传病中三种婚配类型：①两个携带者婚配。在双亲都是携带者的情况下，他们的后代将有 1/4 的概率为患者，其余 3/4 的概率表型正常，在表型正常的个体中，有 2/3 的概率为携带者（图 5-12）。②杂合子携带者与正常人之间的婚配，子代表型全部正常，但有 1/2 的概率是携带者（图 5-13）。③在某些高发常染色体隐性遗传病中，可以看到杂合子携带者与患者之间的婚配，子代中有 1/2 是患者，1/2 是携带者（图 5-14）。

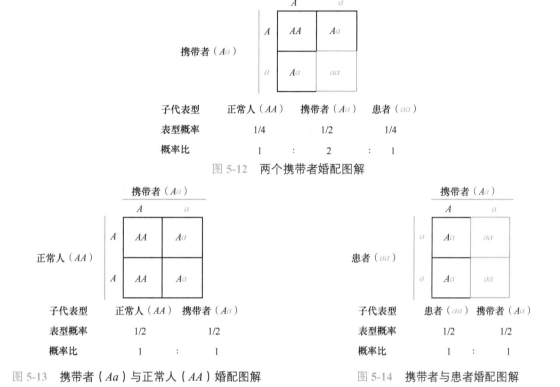

图 5-12　两个携带者婚配图解

图 5-13　携带者（Aa）与正常人（AA）婚配图解　　图 5-14　携带者与患者婚配图解

图 5-15 为白化病的系谱，其基本反映了常染色体隐性遗传病的系谱特点：①致病基因位于常染色体上，遗传与性别无关，男女发病机会均等。②患者双亲往往表型正常，但都是致病基因携带者。③患者同胞中，约 1/4 为患者，3/4 为正常，且在表型正常的同胞中 2/3 的可能性是携带者。④系谱中看不到连续遗传现象，疾病往往为散发，有时一个家系中只能看到先证者。⑤近亲婚配者后代患病概率比非近亲婚配者后代患病概率显著提高，这是因为近亲之间可能从共同祖先获得某一相同隐性致病基因。

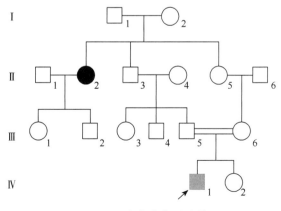

图 5-15　白化病典型系谱

二、近亲婚配及其危害

近亲结婚是指三代或三代以内有共同祖先的人之间的通婚。个体之间的血缘关系远近可用亲缘系数（r）来表示，即拥有共同祖先的两个人，在某一位点上具有同一基因的概率。表 5-3 表示亲缘关系与亲缘系数两者的关系。近亲结婚的夫妇有可能从他们共同祖先那里获得同一基因，并将之传递给子女。如果这一基因按常染色体隐性遗传方式遗传，其子女就可能因为是突变纯合子而发病。因此，《中华人民共和国民法典》规定：直系血亲或者三代以内的旁系血亲禁止结婚。

表 5-3　亲缘关系与亲缘系数

与先证者的亲缘关系	亲缘系数
单卵双生	1
一级亲属（父母、同胞兄弟姐妹、子女）	1/2
二级亲属（祖父母、外祖父母、姑、叔、伯、姨、舅、侄、甥、孙子女、外孙子女）	1/4
三级亲属（曾祖父母、外曾祖父母、曾孙子女、外曾孙子女、表堂兄弟姐妹）	1/8

基因相同的概率为 1/2 者，称为一级亲属，如父母和亲生子女之间、同胞兄弟姐妹之间。基因相同的概率为 1/4 者，称为二级亲属，如祖孙之间，叔、伯、姑与侄子、侄女之间。基因相同的概率为 1/8 者，称为三级亲属，如表兄妹、堂兄妹之间。人群中致病基因的频率很低，一般为 0.001 ~ 0.010。

当一个人是致病基因的携带者时，如果他非近亲婚配，在群体中随机遇到同一致病基因携带者的概率为 1/500 ~ 1/50，以致病基因频率为 0.01 计算，他随机与另一携带者相遇的概率为 1/50×1/50=1/2500，生出患儿的概率为 1/2500×1/4=1/10 000；而如果他与表亲婚配，表亲有 1/8 的概率也是同一致病基因的携带者，那么生出患儿的概率则提高为 1/50×1/8×1/4=1/1600，由此可见，近亲婚配时子女患隐性遗传病的概率为非近亲婚配的 6.25 倍。如果以致病基因频率 0.001 计算，近亲婚配时子女患隐性遗传病的概率为非近亲婚配的 62.5 倍。由此看出，近亲结婚可增加群体中常染色体隐性遗传病的发病率，并且常染色体隐性遗传病越少见，近亲婚配后代相对发病风险就越高，危害越大。

第 4 节　性连锁遗传病

控制某种遗传病的致病基因位于性染色体（X 或 Y 染色体）上，该疾病的遗传受性别影响，这类遗传病称作性连锁遗传病（sex-linked disorder）。根据致病基因的性质（显性或隐性）及位置（X 染色体或 Y 染色体），性连锁遗传病又可分为 X 连锁显性遗传病、X 连锁隐性遗传病及 Y 连锁遗传病。

一、X 连锁显性遗传病

控制某种遗传病的致病基因位于 X 染色体上，且为显性，这种疾病称作 X 连锁显性遗传病。其遗传方式为 X 连锁显性（X-linked dominant，XD）遗传。目前所知的 X 连锁显性遗传病较少，如家族性低磷酸血症佝偻病、色素失调症等。

男性只有一条 X 染色体，其 X 染色体上的基因不是成对存在的，在 Y 染色体上缺少对应的等位基因，称为半合子（hemizygote）。因此男性 X 染色体上的基因都可表现出相应的性状或疾病。在 X 连锁显性遗传病中，可用 X^A 表示显性致病基因，X^a 表示隐性正常基因，则女性的基因型有三种——X^AX^A、X^AX^a、X^aX^a。根据孟德尔定律，前两种基因型的女性患病，最后一种基因型的女性表型正常；男性的基因型有两种——X^AY、X^aY，前一种基因型的男性患病，后一种基因型的男性表型正常。在 X 连锁显性遗传病中，男性的 X 染色体及其连锁的致病基因只能由母亲传来，将来只能传给自己的女儿，不存在男性到男性之间的传递，这种遗传方式称作交叉遗传（criss-cross inheritance）。

家族性低磷酸血症佝偻病又称抗维生素 D 佝偻病，是 X 连锁显性遗传病的实例。患者由于肾小管对磷的重吸收能力和小肠对钙磷的吸收能力均发生障碍，导致尿磷增高、血磷降低，骨质钙化不全而引起佝偻病。患者临床表现为 O 形腿或 X 形腿，骨骼发育畸形，多发性骨折，生长迟缓，行走困难，严重者不能走路（图 5-16）。

现以家族性低磷酸血症佝偻病为例，分析 X 连锁显性遗传病家系中两种婚配型：①男性患者（X^DY）与正常女性（X^dX^d）之间婚配，其女儿全部是患者，儿子全部正常（图 5-17）；②女性杂合子患者（X^DX^d）与正常男性（X^dY）之间的婚配（图 5-18），其儿子和女儿各有 1/2 的发病概率。

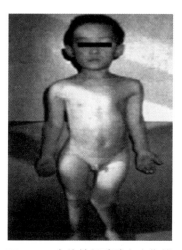

图 5-16　家族性低磷酸血症佝偻病患者

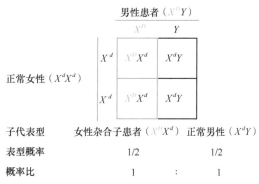

图 5-17　家族性低磷酸血症佝偻病男性患者与正常女性婚配图解

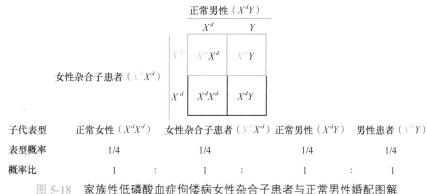

图 5-18　家族性低磷酸血症佝偻病女性杂合子患者与正常男性婚配图解

图 5-19 是家族性低磷酸血症佝偻病的系谱，该系谱反映出 X 连锁显性遗传病的典型系谱特点：①女性患者多于男性患者。②患者双亲之一必是患者。③男性患者的后代中，女儿均发病，儿子均正常。④女性患者的后代中，儿子和女儿发病的概率都为 1/2。⑤系谱中可看到连续遗传现象。

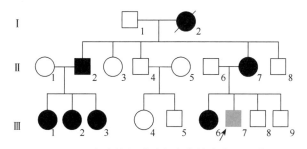

图 5-19　家族性低磷酸血症佝偻病典型系谱

案例 5-3

一对表型正常的夫妇，婚后生出了一个患有血友病 A 的儿子，他们前来进行优生优育咨询。

问题：若再生育，该夫妇生出血友病 A 患儿的概率是多少？

二、X 连锁隐性遗传病

控制某种遗传病的致病基因位于 X 染色体上，且为隐性，这样的疾病称作 X 连锁隐性遗传病。其遗传方式为 X 连锁隐性（X-linked recessive，XR）遗传。常见的 X 连锁隐性遗传病有红绿色盲、鱼鳞病、进行性假肥大性肌营养不良、葡萄糖 -6- 磷酸脱氢酶缺乏症、雄激素不敏感综合征、血友病 A 等。

在 X 连锁隐性遗传病中，可用 X^a 表示隐性致病基因，用 X^A 表示显性正常基因。则女性的基因型有三种——X^AX^A、X^AX^a、X^aX^a，因女性细胞中有两条 X 染色体，在只有一个 X 连锁隐性致病基因的情况下是携带者，只有处于隐性纯合（X^aX^a）状态时才发病。所以前两种基因型的女性表型正常，后一种基因型的女性患病。男性的基因型有两种——X^AY、X^aY，因男性是半合子，所以虽然 X 染色体上只有一个隐性致病基因，也会表现出相应的疾病。即前一种基因型的男性正常，后一种基因型的男性患病。因此，女性的发病率为致病基因频率的乘积，而男性的发病率即为致病基因频率。就 X 连锁隐性遗传病而言，人群中男性患者多于女性患者，而女性携带者的概率是男性发病率的 2 倍。

人类红绿色盲是 X 连锁隐性遗传病的实例，患者表现为不能区分红色与绿色，这取决于 X 染色体上两个紧密连锁的红色色盲基因和绿色色盲基因，致病基因定位于 Xq28。由于这两个基因在 X 染色体上位置非常近，紧密连锁，且都是隐性基因，故一般将它们综合起来，称为红绿色盲基因。

现以人类红绿色盲为例分析 X 连锁隐性遗传病家系中 3 种婚配型：①男性患者（X^bY）与正常女性（X^BX^B）之间的婚配（图 5-20），后代所有子女的表型都正常。但由于交叉遗传，父亲的 X^b 将来一定传给女儿，所有女儿均为杂合子携带者。②男性患者（X^bY）与女性携带者（X^BX^b）之间的婚配（图 5-21），后代子女中，儿子和女儿均有 1/2 的发病概率。这种情况类似于常染色体显性遗传，但由于交叉遗传，表型正常的女儿均为杂合子携带者。③表型正常的女性携带者（X^BX^b）与正常男性（X^BY）之间的婚配（图 5-22），后代子女中，儿子有 1/2 的发病概率，女儿不发病，但有 1/2 的概率为携带者。

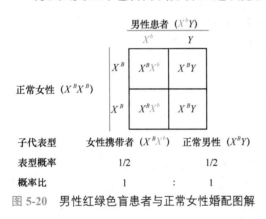

男性患者（X^bY）		
	X^b	Y
X^B	X^BX^b	X^BY
X^B	X^BX^b	X^BY

正常女性（X^BX^B）

子代表型	女性携带者（X^BX^b）	正常男性（X^BY）
表型概率	1/2	1/2
概率比	1 :	1

图 5-20　男性红绿色盲患者与正常女性婚配图解

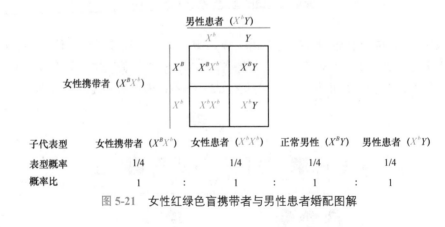

男性患者（X^bY）		
	X^b	Y
X^B	X^BX^b	X^BY
X^b	X^bX^b	X^bY

女性携带者（X^BX^b）

子代表型	女性携带者（X^BX^b）	女性患者（X^bX^b）	正常男性（X^BY）	男性患者（X^bY）
表型概率	1/4	1/4	1/4	1/4
概率比	1 :	1 :	1 :	1

图 5-21　女性红绿色盲携带者与男性患者婚配图解

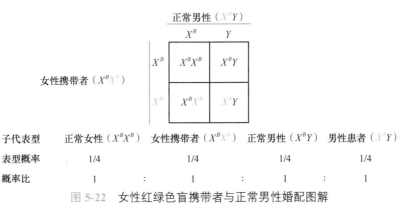

图 5-22　女性红绿色盲携带者与正常男性婚配图解

　　进行性假肥大性肌营养不良，又称迪谢内肌营养不良（Duchenne muscular dystrophy，DMD），也是 X 连锁隐性遗传病的典型实例，是假肥大性肌营养不良的主要类型。患者多在 5～6 岁时发病，表现为双侧下肢无力，走路呈鸭行状，病情呈进行性加重，到 12 岁左右发展为下肢瘫痪，并伴有心肌受损，20 岁前常因呼吸衰竭及心力衰竭死亡。图 5-23 为患者假性肥大的腓肠肌，肥大原因并非肌肉发达而是脂肪组织浸润。血友病患者血浆中缺乏抗血友病球蛋白（第 Ⅷ 凝血因子），凝血酶不能形成，纤维蛋白原不能变成纤维蛋白，导致凝血障碍。患者表现为反复出血，出血时关节迅速肿大（图 5-24）、胀痛，形成瘀斑、血肿、积血等，患者发生颅内出血可导致死亡。

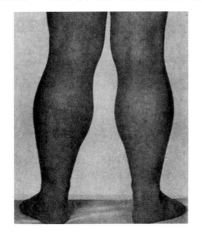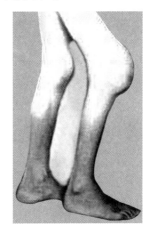

图 5-23　DMD 患者腓肠肌假性肥大　　图 5-24　血友病患者肿大的关节

　　综合常见 X 连锁隐性遗传病的婚配类型和典型系谱（图 5-25），可总结出 X 连锁隐性遗传病的系谱特点：①人群中男性患者远多于女性患者，系谱中往往只有男性患者。②双亲无病时，儿子可能发病，女儿不会发病。③男患者的兄弟、外祖父、舅父、姨表兄弟、外甥、外孙等也有可能是患者。④如果女性是患者，其父亲一定是患者，母亲一定是携带者。

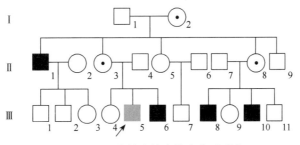

图 5-25　X 连锁隐性遗传病典型系谱

三、Y连锁遗传病

决定某种性状或疾病的基因位于Y染色体上，随Y染色体传递，这种遗传方式称作Y连锁遗传（Y-linked inheritance）。由Y染色体上致病基因控制的疾病称为Y连锁遗传病。Y连锁遗传的遗传定律比较简单，其相关基因只存在于男性染色体上，随男性向男性传递，表现为父传子、子传孙，故又称为全男性遗传。

已知位于Y染色体上的基因只有44种，如睾丸决定因子、外耳道多毛症基因等。到目前为止，Y连锁遗传病仅发现10余种，这主要是因为Y染色体形态结构短小，其上的基因数量有限。这类遗传病没有显、隐性的区别，只要Y染色体上有致病基因就会发病。例如，外耳道多毛症，患者于青春期后可见外耳道长有大量长2～3cm的黑色硬毛，往往成丛生长，伸出耳孔（图5-26）。图5-27为一个外耳道多毛症系谱，系谱中全部男性均有此性状，而女性则均无此性状。

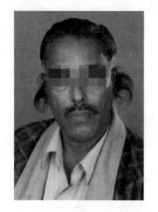

图5-26　外耳道多毛症患者

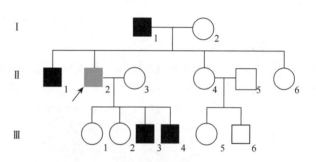

图5-27　外耳道多毛症典型系谱

◎ 目标检测

A₁/A₂型题

1. 下列不符合常染色体完全显性遗传特征的是（　　）
   A. 患者都是纯合子（*AA*），杂合子（*Aa*）是携带者
   B. 系谱中呈连续传递现象
   C. 男女发病概率均等
   D. 双亲无病时，子女一般不会发病
   E. 患者双亲往往有一方是患者，且大多数为杂合子

2. 三级亲属的亲缘系数是（　　）
   A. 1/2　　　　B. 1/3　　　　C. 1/4
   D. 1/6　　　　E. 1/8

3. 白化病的遗传方式是（　　）
   A. 常染色体显性遗传　　B. 常染色体隐性遗传
   C. X连锁隐性遗传　　　D. X连锁显性遗传
   E. Y连锁遗传

4. 父母都为AB型血，子女中可能出现的血型是（　　）
   A. 只有A型　　　　　B. 只有B型
   C. 只有AB型　　　　D. 只有O型
   E. A型、B型、AB型都有可能

5. 一个家族性低磷酸血症佝偻病的男性患者与一个健康女性婚配，其子女患病情况是（　　）

   A. 儿、女都有1/2发病风险
   B. 儿子都发病，女儿都正常
   C. 女儿都发病，儿子都正常
   D. 女儿都为携带者，儿子都发病
   E. 儿、女都发病

6. 由于近亲婚配，哪种遗传病的发病风险增高最明显（　　）
   A. 常染色体显性遗传病
   B. 常染色体隐性遗传病
   C. X连锁隐性遗传病
   D. X连锁显性遗传病
   E. Y连锁遗传病

7. 一对父母均正常的正常夫妇，各有一个白化病的弟弟，则这对夫妇生育白化病患儿的可能性是（　　）
   A. 1/2　　　　B. 1/4　　　　C. 2/3
   D. 1/9　　　　E. 1/8

8. 外耳道多毛症的遗传方式是（　　）
   A. 常染色体显性遗传
   B. 常染色体隐性遗传
   C. X连锁显性遗传

D. X 连锁隐性遗传

E. Y 连锁遗传

9. 下列属于 X 连锁显性遗传病的是（　　）

A. 短指（趾）

B. 多指（趾）

C. 家族性低磷酸血症佝偻病

D. 亨廷顿病

E. 红绿色盲

10. 拥有共同祖先的个体，在某一基因位点上携带相同基因的概率称为（　　）

A. 亲缘系数　　　　　B. 表现度

C. 遗传率　　　　　　D. 外显率

E. 发病阈值

（杜晓敏）

第6章
多基因遗传病

🧰 案例 6-1

　　患儿，女，2岁。第一胎第一产，足月顺产。父母为非近亲婚配，身体健康，其母在孕期未患过疾病，无服药史。查体：患儿生长发育良好，智力正常。右侧先天性Ⅱ°唇裂，左侧未伴发唇裂，无其他伴发畸形和异常。家族史：患儿父母、祖父母、外祖父母表型都正常，但患儿祖母的姐姐患有左侧先天性Ⅲ°唇裂。此外，祖父的父亲患有先天性双侧唇裂（已故）。

　　临床诊断：先天性单纯性唇裂。

问题：1. 先天性单纯性唇裂的遗传方式是什么？
　　　2. 该患儿同胞的发病率是多少？
　　　3. 除了遗传因素外，还有哪些因素是该疾病的诱因？

　　人类某些性状或者遗传病不是取决于一对等位基因，而是由两对以上等位基因控制的累加效应引起的，同时也受到环境因素的影响，这种遗传方式称作多基因遗传（polygenic inheritance）。本章重点介绍多基因遗传病的传递规律及特点。

第1节　多基因遗传概述

一、质量性状和数量性状

　　生物的遗传性状分两大类：质量性状（qualitative character）和数量性状（quantitative character）。

（一）质量性状

　　质量性状又称单基因性状，其遗传基础为一对或几对等位基因，群体中变异的分布不连续，一般表现为有或无，没有中间过渡类型，非此即彼，各亚群之间具有质的差异。常见人类性状中，眼睑的双与单、头发的直与卷等正常遗传性状和多指（趾）、白化病、红绿色盲等遗传病都是质量性状。单基因性状如豌豆种子的形状、果蝇的翅膀等也都是质量性状。

　　质量性状相对性状间的差异非常明显，如白化性状与正常性状，豌豆的圆滑与皱缩，其区别可以用文字来描述，但不能用数量表示，这决定了质量性状的变异在群体中的分布是不连续的。这种不连续的分布如果是完全显性遗传性状，则总群体被分为2个亚群；如果是不完全显性遗传性状，则总群体被分为3个亚群，群与群之间的个体性状差异显著，有本质的区别，中间没有过渡类型（图6-1）。

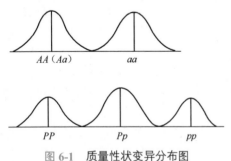

图 6-1　质量性状变异分布图

（二）数量性状

　　数量性状又称多基因性状，其遗传基础为多对微效基因（对数量性状单独的影响较小且具有累加效应的一组基因），群体中变异的分布是连续的，有一系列的中间过渡类型，各亚群之间具有量的差异。常见人类性状中，身高、体重、智力、肤色、寿命等都属于数量性状，某些先天畸形、高血压、糖尿病、精神分裂症、冠心病、双相障碍等遗传病也受数量性状的控制。

以人类的身高为例，随机取样测量成人群体身高，很高（高于 190cm）与很矮（低于 140cm）的个体只占少数，大部分个体接近平均身高（160～170cm）。绘制成曲线，可以看到这种变异是连续的，几乎呈正态分布，只有一个峰，代表群体的平均值（图 6-2）。另外，环境因素的作用会进一步修饰这条曲线，这是数量性状区别于质量性状的显著特征。

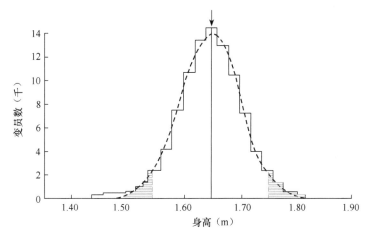

图 6-2　正常人身高变异分布图（数量性状变异分布图）

二、多基因遗传的特点

（一）多基因假说

1909 年，瑞典遗传学家 H.Nilsson-Ehle 以小麦为实验材料，对小麦种皮颜色进行了大量的研究。基于大量研究结果，他提出了多基因假说，对数量性状的遗传机制进行解释。

多基因假说具体内容是：①数量性状的遗传基础不是一对等位基因，而是两对或两对以上的等位基因；②每对等位基因之间没有显性和隐性的区别，呈共显性；③微效基因具有累加效应；④微效基因依旧遵循孟德尔遗传定律，在形成配子时，随染色体进行分离和自由组合；⑤数量性状除受到遗传因素影响外，还受到环境因素的影响，两者共同作用决定一种性状的形成。

（二）多基因遗传的特点（数量遗传的特点）

现以人的身高为例阐明数量性状的遗传机制。决定身高的具体基因数目尚未有定论，但至少由两对基因共同决定。假设有 AA'、BB'、CC' 三对等位基因（非连锁）决定人的身高。A、B、C 三个基因各使人的身高在平均值（165cm）的基础上增高 5cm，而 A'、B'、C' 三个基因各使人的身高在平均值的基础上降低 5cm。那么 $AABBCC$ 的个体将表现为身高极高个体（约为 195cm），而 $A'A'B'B'C'C'$ 的个体将表现为身高极矮个体（约为 135cm）。如果两者结婚，子一代的基因型全部是 $AA'BB'CC'$，理论上表型应全部为中等身高。假设相同基因型的子一代个体间进行婚配，则这三对非连锁基因按分离定律和自由组合定律，可产生 8 种精子和卵子，精卵随机结合可产生 64 种基因型，将各基因型按高矮数目分组，可以归并成 7 组，即 6'0（表示有 6 个均带 ' 的身高降低基因，0 个不带 ' 的身高增高基因）、5'1、4'2、3'3、2'4、1'5、0'6，它们的频数分别是 1、6、15、20、15、6、1（表 6-1）。将这一变异绘成柱形图或曲线图，以横坐标为组合类型，纵坐标为频数，各柱形顶端连成线，则可看到近于正态分布（图 6-3）。

表 6-1　人类身高三对基因遗传的基因组合

基因型	ABC	A'BC	AB'C	ABC'	A'B'C	AB'C'	A'BC'	A'B'C'
ABC	AABBCC	AA'BBCC	AABB'CC	AABBCC'	AA'BB'CC	AABB'CC'	AA'BBCC'	AA'BB'CC'
A'BC	AA'BBCC	A'A'BBCC	AA'BB'CC	AA'BBCC'	A'A'BB'CC	AA'BB'CC'	A'A'BBCC'	A'A'BB'CC'
AB'C	AABB'CC	AA'BB'CC	AAB'B'CC	AABB'CC'	AA'B'B'CC	AAB'B'CC'	AA'BB'CC'	AA'B'B'CC'
ABC'	AABBCC'	AA'BBCC'	AABB'CC'	AABBC'C'	AA'BB'CC'	AABB'C'C'	AA'BBC'C'	AA'BB'C'C'
A'B'C	AA'BB'CC	A'A'BB'CC	AA'B'B'CC	AA'BB'CC'	A'A'B'B'CC	AA'B'B'CC'	A'A'BB'CC'	A'A'B'B'CC'
AB'C'	AABB'CC'	AA'BB'CC'	AAB'B'CC'	AABB'C'C'	AA'B'B'CC'	AAB'B'C'C'	AA'BB'C'C'	AA'B'B'C'C'
A'BC'	AA'BBCC'	A'A'BBCC'	AA'BB'CC'	AA'BBC'C'	A'A'BB'CC'	AA'BB'C'C'	A'A'BBC'C'	A'A'BB'C'C'
A'B'C'	AA'BB'CC'	A'A'BB'CC'	AA'B'B'CC'	AA'BB'C'C'	A'A'B'B'CC'	AA'B'B'C'C'	A'A'BB'C'C'	A'A'B'B'C'C'

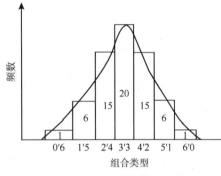

图 6-3　子二代身高变异分布图

实际上，决定人类身高及其他数量性状的基因远不止 3 对，全基因组关联研究表明影响人类身高的基因位点在 100 个以上，同时，环境因素如地域营养等也有一定的作用。

通过对人类身高这一数量性状的遗传分析，可以归纳出多基因遗传的特点：①两个极端变异类型（纯合）杂交，子一代大部分为中间类型，但由于环境因素的影响，可出现一定的变异个体。②两个中间类型的子一代个体杂交，子二代大部分为中间类型，同时由于环境因素的影响，其变异类型要比子一代广泛，可出现极端类型的个体。除去环境因素的影响外，基因的分离和自由组合对变异的产生具有非常重要的作用。③在随机杂交的群体中，变异范围更加广泛，且变异呈连续性分布，但大多数个体接近中间类型，极端变异的个体很少。④超亲遗传：当亲代不是极端变异类型时，其子代可分离出高于高亲值或低于低亲值的类型。

第 2 节　疾病的多基因遗传

由多基因遗传方式导致的遗传病称作多基因遗传病，又称复杂疾病。常见的多基因遗传病中，一类是先天多发畸形，如唇腭裂、脊柱裂、无脑儿、先天性幽门狭窄等；一类是常见病和慢性病，如冠心病、糖尿病、精神分裂症、原发性高血压、阿尔茨海默病等。多基因遗传病是由两对以上易感基因的累加效应所导致的遗传病，其遗传效应多受环境因素的影响，发病率较高（0.1% ～ 1.0%）、病情较复杂。

一、易患性与发病阈值

在多基因遗传病的发病中，遗传因素和环境因素共同作用于某个体使其患某种遗传病的可能性称作易患性（liability）。易患性高，患病的可能性就大；易患性低，患病的可能性就小。群体中，易患性的分布与多基因遗传性状一样，呈正态分布，即易患性很高和很低的个体都很少，大部分个体接近易患性平均值。当一个个体的易患性达到一定限度后，该个体就会患病。这种由易患性所导致的多基因遗传病发病的最低限度称作发病阈值。这样，连续分布的易患性变异群体可被发病阈值划分为两部分：易患性高于发病阈值的是患者，低于发病阈值的是正常人（图 6-4）。在一定环境条件下，发病阈值标志着发病所必需的、最低限度的致病基因数量。

个体易患性的高低虽然无法准确测量，但可根据家庭成员的发病情况做出大致的估计。设多基因遗传病易患性变异曲线（正态分布）下的总面积为 1（即代表人群总数 100%），那么曲线覆盖的发病阈值右侧部分代表患者所占的百分数，即群体发病率。可从群体发病率的高低推知发病阈值与易患性平均值的距离。由此可见，多基因遗传病的发病阈值与易患性平均值距离越近，表明易患性平均值高而发病阈值低，该病的群体发病率越高。相反，发病阈值与易患性平均值相距越远，表明易患性平均值低而发病阈值高，该病的群体发病率越低（图 6-5）。

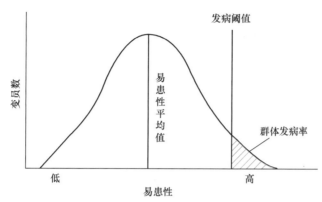

图 6-4 群体中易患性变异与发病阈值图解

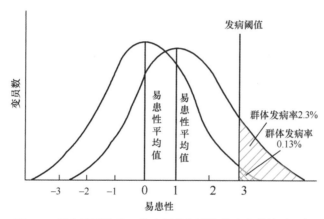

图 6-5 易患性平均值、发病阈值与群体发病率的关系图解

📋 案例 6-2

一对夫妇表型正常，2 年前曾生育一无脑儿。现在准备再次生育，来院咨询他们是否会再次生育无脑畸形的患儿。调查显示，无脑畸形的群体发病率为 0.38%，遗传率为 60%。

问题：1. 该夫妇再次生育无脑儿的概率是多少？

2. 请结合相关学习内容，为该夫妇提出生育建议和措施。

二、遗 传 率

多基因遗传病的发病受环境因素和遗传因素的双重影响。数量性状遗传变异成分占表型变异的比例称为遗传率（heritability），又称遗传力或遗传度，用来度量遗传因素与环境因素对性状表现的影响程度，一般用百分率（%）表示，即遗传率（%）= 遗传因素 /（遗传因素 + 环境因素）×100%。如果一种疾病完全由遗传因素决定，遗传率就是 100%；如果一种疾病完全由环境因素决定，遗传率就是 0，但是这两种极端情况极少见到。多基因遗传病的遗传率一般为 70% ～ 80%，表明遗传因素在决定易患性和发病率上起着重要作用，环境因素的作用较小；如果遗传率为 30% ～ 40%，则表示环境因素在决定易患性和发病率上起着重要作用，而遗传因素是次要的。综上所述，遗传率越高，说明这种多基因遗传病受遗传因素的作用越大；遗传率越低，说明环境因素的作用越大（表 6-2）。

表 6-2　常见多基因遗传病的群体发病率、先证者一级亲属发病率、性别比和遗传率

疾病	一般群体发病率（%）	一级亲属发病率（%）	男／女	遗传率（%）
原发性高血压	4～8	20～30	1	62
消化性溃疡	4	8	1	37
哮喘	4	20	0.8	70～80
冠心病	2.5	7	1.5	65
精神分裂症	1.0	10	1	80
先天性心脏病	0.5	2.8	—	35
原发性癫痫	0.36	3.9	0.8	55
脊柱裂	0.3	4	0.8	60
无脑儿	0.2	2	0.4	60
糖尿病（早发型）	0.2	2～5	1	75
唇裂＋腭裂	0.17	4	1.6	76
先天性畸形足	0.1	3	2.0	68
原发性肝癌	0.05	5.45	3.5	52
先天性幽门狭窄	0.3	男先证者 2 / 女先证者 10	4.0	75
先天性巨结肠	0.02	男先证者 2 / 女先证者 8	4.0	80

链接

哮　喘

　　哮喘是一种遗传率 70%～80% 的多基因遗传病，环境因素在该病发生过程中也起作用。典型哮喘的临床症状和体征为反复发作性喘息、气促，伴或不伴胸闷或咳嗽，夜间及晨间多发，常与接触变应原、冷空气、物理或化学性刺激，以及上呼吸道感染、运动等有关。发作时及部分未控制的慢性持续性哮喘，患者双肺可闻及散在或弥漫性哮鸣音，呼气相延长。哮喘的症状和体征可经治疗缓解或自行缓解。

三、多基因遗传病遗传的特征

　　多基因遗传病是遗传因素和环境因素共同作用的结果，致病基因在家系中没有单基因遗传病那么明显的传递特征，其传递特征主要表现在以下几个方面。

　　1. 多基因遗传病多为常见病，目前已知的多基因遗传病有 100 多种，大部分疾病的群体发病率较高，如原发性高血压的发病率为 4%～8%，冠心病的发病率为 2.5%。

　　2. 发病具有家族聚集倾向，但无明显的遗传方式。多基因遗传不符合单基因遗传的所有方式，患者同胞的发病率远远低于 1/2 或者 1/4，一般为 1%～10%。

　　3. 随着亲属级别的降低，患者亲属发病风险迅速下降。疾病群体发病率越低，这个特征越明显，即一级亲属的发病率高于二级亲属，二级亲属的发病率高于三级亲属，以此类推。

　　4. 患者病情越重，其亲属的再发风险越大。例如，单侧唇裂的患者，其同胞的再发风险为 2.46%；单侧唇裂合并腭裂的患者，其同胞的再发风险为 4.21%；两侧唇裂合并腭裂的患者，其同胞的再发风险上升至 5.74%。

　　5. 发病率有种族（或民族）差异，不同种族（或民族）的遗传基础不同，环境因素亦不同，使得同一种多基因遗传病的发病率在不同的种族（或民族）有很大差异，这表明不同种族（或民族）的基因库不同。

6. 近亲婚配时，子女的发病风险高于随机婚配的子女发病风险，但不如常染色体隐性遗传病那样显著，这可能与微效基因的累加效应有关系。

四、多基因遗传病再发风险的估计

多基因遗传病的发病机制比较复杂，再发风险的估计涉及因素较多，建议从以下几个方面进行综合分析。

（一）患者亲属再发风险与患者一级亲属发病率及患病人数有关

在多基因遗传病中，某些多基因遗传病的发病有明显的家族聚集倾向，患者亲属发病率高于群体发病率，随着与患者亲缘关系级别的降低而呈现发病率递减的现象。同时，多基因遗传存在微效基因的累加效应，一个家族中同一种疾病患病人数越多，表明家庭成员携带的易患基因就越多，再发风险就越高。例如，一对表型正常的夫妇，第一胎生出了一个唇裂患儿以后，第二胎生育唇裂患儿的风险为 4%；假如他们又生出了第二个患儿，第三胎生育唇裂患儿的风险则上升到 10%。这一对夫妇虽未发病，但带有较多的能导致唇裂的易患性基因，其易患性更接近发病阈值，因此其一级亲属再发风险较高（表 6-3）。

表 6-3 多基因遗传病再发风险估计

双亲患者数（个）		0			1			2		
一般群体发病率（%）	遗传率（%）	同胞患者数（个）			同胞患者数（个）			同胞患者数（个）		
		0	1	2	0	1	2	0	1	2
	100	1	7	14	11	24	34	63	65	67
1.0	80	1	8	14	8	18	28	41	47	52
	50	1	4	8	4	9	15	15	21	26
	100	0.1	4	11	5	16	26	62	63	64
0.1	80	0.1	3	10	4	14	23	60	61	62
	50	0.1	1	3	1	3	9	7	11	15

1. 爱德华（Edward）公式 当某一种多基因遗传病的群体发病率为 0.1% ～ 1.0%，遗传率为 70% ～ 80% 时，该病患者一级亲属的发病率可用 Edward 公式来估算，即 $f = \sqrt{p}$，f 为患者一级亲属发病率，p 为群体发病率。例如，我国人群中唇裂的群体发病率为 0.17%，其遗传率为 76%，患者一级亲属的发病率 $f = \sqrt{0.0017} \approx 4\%$。

2. 查图表 当某种多基因遗传病的群体发病率不在 0.1% ～ 1.0% 的范围内，遗传率不在 70% ～ 80% 的范围内时，Edward 公式就不再适用。这时可利用多基因遗传病的群体发病率、遗传率与患者一级亲属发病率的关系图解进行查阅（图 6-6）。在图 6-6 中，横坐标为群体发病率，斜线为遗传率，纵坐标为患者一级亲属发病率。一般来说，如果一种病的遗传率高于 80% 或群体发病率高于 1%，则患者一级亲属发病率将高于群体发病率的开方值；如果一种多基因遗传病的遗传率低于 70% 或群体发病率低于 0.1%，则患者一级亲属发病率低于群体发病率的开方值。例如，原发性高血压的群体发病率为 6%，遗传率为 62%，患者一级亲属发病率可从图 6-6 中查出，约为 16%，如果按 Edward 公式计算 $f = \sqrt{0.06} = 24.5\%$，很明显与实际值偏差较大。

（二）患者亲属再发风险与患者畸形或疾病严重程度有关

多基因遗传病的遗传基础是微效基因的累加效应。因此，患者病情越严重，其一级亲属发病率就越高。因为病情严重的患者，其易患性必然远远超过发病阈值而带有更多的易感基因，其父母也会带有较多的易感基因，因此他们的易患性更接近发病阈值，再次生育时再发风险就会相应增高，这也是微效基因的累加效应的结果。

（三）群体发病率存在性别差异时，亲属再发风险与性别有关

当一种多基因遗传病的群体发病率有性别差异时，说明该病在不同性别中的发病阈值不同。群体发病率低但发病阈值较高性别的先证者，其子女再发风险高；群体发病率高但发病阈值较低性别的先证者，其子女再发风险低，这种现象称为卡特效应（Carter effect）。这是因为群体发病率低而性别发病阈值较高的患者，必然带有更多的易感基因才能超过发病阈值而发病，其子女必将继承更多的易感基因而有较高的发病风险（尤其是与其性别相反的后代）；与此相反，群体发病率高而性别发病阈值低的患者，个体携带的致病基因少，后代发病风险低。

例如，人群中，男性先天性幽门狭窄的群体发病率高于女性。男性发病率为 0.5%，女性发病率为 0.1%，男性的发病率是女性的 5 倍。而男性先证者后代中儿子发病风险为 5.5%，女儿发病风险为 2.4%；女性先证者后代中儿子发病风险为 19.4%，女儿发病风险为 7.3%。女性的发病率低于男性，但女性先证者的后代的再发风险高于男性先证者。该结果说明，女性先证者比男性先证者带有更多的易感基因（图 6-7）。

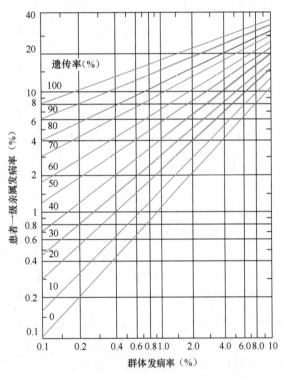

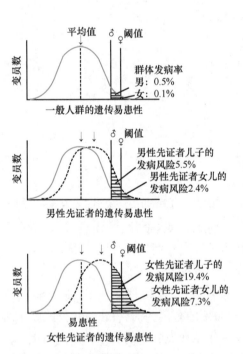

图 6-6　多基因遗传病的群体发病率、遗传率与患者一级亲属发病率的关系图解

图 6-7　群体中先天性幽门狭窄发病阈值有性别差异的易患性分布图

五、常见的多基因遗传病

（一）冠心病

冠心病是冠状动脉发生粥样硬化而引起血管腔狭窄或阻塞，造成心肌缺血、缺氧或坏死而导致的

心脏病，属于多基因遗传病，遗传率为 70%。其危险因素主要包括高龄、高血压、吸烟、血脂异常、糖尿病、早发冠心病家族史等；诱发因素包括增加心肌耗氧、减少冠状动脉血流、血液携氧能力下降等。

（二）糖尿病

糖尿病（diabetes mellitus，DM）是一组由于胰岛素分泌缺陷和（或）胰岛素作用障碍导致的以高血糖为特征的代谢性疾病。持续的高血糖和长期的代谢紊乱等可以导致各种组织器官，特别是眼、肾、心脏、血管、神经的慢性损害和功能障碍。糖尿病患者有明显的家族发病倾向，1/4 ~ 1/2 患者有糖尿病家族史，存在明显的遗传异质性。

（三）精神分裂症

精神分裂症为常见精神病，2019 年发布的中国精神卫生调查（CHMS）结果显示，我国精神分裂症及其他精神病性障碍的加权终生患病率为 7.46‰，30 天患病率为 6.13‰。精神分裂症的发病机制尚未阐明。生物、心理、社会因素对精神分裂症的发病均发挥着重要作用。遗传因素是主要的影响因素。精神分裂症的遗传率约为 80%，亲缘关系越近，患病风险越大。在人类基因组中已发现 100 多个基因位点与精神分裂症有关。该病是一种复杂的多基因遗传病，可能受多个微效基因共同作用，并在很大程度上受环境因素的影响。

（四）原发性高血压

原发性高血压的发生与遗传缺陷或某些基因的突变有着密切联系，是一种受多基因遗传影响，在多种后天因素作用下，正常血压调节机制失调而致的多基因遗传病。其发病的主要危险因素包括遗传、年龄、肥胖、高盐摄入、吸烟、过量饮酒、空气污染等。

要减少原发性高血压的发病率，应特别重视人群的一级综合预防，如调整饮食结构和生活习惯，改善生活和工作劳动环境等。

（五）阿尔茨海默病

阿尔茨海默病（Alzheimer's disease，AD）是一种起病隐匿的进行性发展的神经系统退行性疾病。临床上以记忆障碍、失语、失用、失认、视空间技能损害、执行功能障碍及人格和行为改变等全面性痴呆表现为特征，病因迄今未明。该病属于多基因遗传病，遗传率为 53.34%，女性较男性多。

目标检测

A₁ 型题

1. 多基因遗传病患者同胞发病率一般为（　　）
   A. 1/2　　　　　　　　B. 1/4
   C. 10% ~ 20%　　　　D. 1% ~ 10%
   E. 0.1% ~ 1.0%

2. 由遗传因素和环境因素共同作用并决定患某种多基因遗传病的可能性称为（　　）
   A. 遗传率　　　　　　B. 易感性
   C. 易患性　　　　　　D. 发病阈值
   E. 表现度

3. 在多基因遗传中，遗传率是指（　　）
   A. 遗传性状的表现程度
   B. 致病基因危害的程度

C. 遗传病发病率的高低
D. 遗传性状的异质性
E. 遗传因素对性状表现的影响程度

4. 属于多基因遗传病的是（　　）
   A. 白化病　　　　　　B. 原发性高血压
   C. 多指（趾）症　　　D. 红绿色盲
   E. 家族性多发性结肠息肉病

5. 精神分裂症属于（　　）
   A. 单基因遗传病　　　B. 多基因遗传病
   C. 染色体遗传病　　　D. 线粒体遗传病
   E. 体细胞遗传病

（杜晓敏）

第 **7** 章

染色体遗传病

我国是人口大国，也是出生缺陷的高发国家。根据 2018 年国家卫生健康委员会《关于印发全国出生缺陷综合防治方案的通知》统计，我国出生缺陷总发生率约 5.6%。引发出生缺陷的因素有很多，基因突变等遗传因素和环境因素均可导致出生缺陷的发生。自然流产中半数以上的早期流产是由胚胎染色体异常所致。然而，人类并不能控制或完全避免染色体异常的发生。由于某些因素的影响，体细胞或生殖细胞内染色体的数目或结构的异常改变称为染色体畸变。

第 1 节　染色体畸变

染色体畸变包括数目畸变和结构畸变两大类。染色体结构畸变通常包括缺失、重复、倒位、易位、插入和形成环状染色体等；染色体数目畸变包括整倍体和非整倍体畸变。无论数目畸变还是结构畸变，其实质都是染色体或染色体片段上的基因群发生增减或位置的转移，使遗传物质发生改变，导致染色体遗传病的发生。

一、染色体畸变的原因

染色体畸变可自发产生，也可诱发产生。造成染色体畸变的原因是多方面的，归纳起来有化学因素、物理因素、生物因素与母亲年龄等。

（一）化学因素

1. 化学药物　某些药物如一些抗肿瘤药物、保胎及预防妊娠反应的药物，均出现过引起染色体畸变的案例。已有研究证实环磷酰胺、氮芥、白消安、甲氨蝶呤、阿糖胞苷等抗肿瘤药物可导致染色体畸变。

2. 化学农药　许多化学合成的农药对人体具有较大的危害作用。残留农药会造成妊娠流产、早产、胎儿畸形、死胎等。例如，越南战争期间，美国在越南喷洒的落叶剂，是一种含有氯的苯氧乙酸类除草剂，副产物为四氯二噁英，其毒性极强，该战争中喷洒的落叶剂在后续的几十年里造成当地妇女流产、死胎、染色体畸变的发生率大大增加。

3. 食品添加剂　某些食品中的防腐剂、色素等添加剂所含的化学物质也可以使人类染色体发生畸变，如硝基呋喃基糖酰胺（AF-2）、环己基氨基磺酸钠等。

4. 其他　铅及其化合物、汞及其化合物、苯及同系物、砷等化学物质均可导致染色体畸变。如汽车尾气、含铅彩釉餐具、染发剂、松花蛋、爆米花等物质中均含有一定量的铅，可由呼吸、饮食、直接接触进入人体内，并易通过胎盘进入胎儿体内，孕妇若在孕早期处于较高水平的铅环境下，很容易使胎儿发生染色体畸变。

（二）物理因素

环境中放射性污染的来源有核武器爆炸后散落的放射性尘埃、医疗所用的放射线、工业放射性废弃物的排放等。各种各样的电离辐射（如 α、β、γ 射线，以及电子、中子等）可对人体细胞产生一定的影响，引起细胞内染色体异常，染色体畸变率随着射线剂量的升高而增高。长期接受射线治疗或从事放射工作的人员，由于微小剂量的射线不断积累，会引起体细胞或生殖细胞染色体畸变；如果一次照射大剂量的射线，可在短期内引起造血障碍而死亡。

（三）生物因素

导致染色体畸变的生物因素包括两个方面：一是由生物体产生的生物类毒素，二是某些病原生物如病毒等。

霉菌毒素如杂色曲霉素、黄曲霉素、棒曲霉素等具有一定的致癌作用，同时也可引起细胞内染色体畸变。病毒也可引起宿主细胞染色体畸变，猿猴空泡病毒 40（SV40 病毒）、风疹病毒、肝炎病毒、麻疹病毒或巨细胞病毒等。例如，伯基特淋巴瘤是一种与 EB 病毒感染密切关联的恶性肿瘤，当患者感染 EB 病毒后，该病毒可引起患者发生 8 号染色体和 14 号染色体之间的易位，导致细胞癌基因（原癌基因）被激活而引发肿瘤。

（四）母亲年龄

某些染色体畸变与父母的年龄有关，尤其与母亲的年龄密切关联。母亲生育年龄是环境因子在体内累积作用的表现形式，与生殖细胞老化及合子早期所处的宫内环境有关。一般认为，生殖细胞在母体内停留的时间越长，受到各种因素影响的机会越多，在以后的减数分裂过程中，越容易产生染色体不分离而导致染色体数目畸变。

二、染色体畸变的类型

染色体畸变是染色体遗传病形成的根本原因，分为染色体数目畸变和染色体结构畸变两大类。

> **医者仁心**
>
> #### 人类细胞遗传学的开拓者——蒋有兴
>
> 1923 年美国著名细胞遗传学家佩因特提出人类体细胞的染色体数是 48 条，随后 30 多年内无人质疑 48 这个数字。1952 年，美籍华人徐道觉将低渗溶液倒入胚胎组织，用显微镜观测到清晰的染色体图，受 48 条染色体权威地位的影响，他未曾想到用此来验证佩因特的观点，遗憾地与重大发现失之交臂。1956 年，华裔学者蒋有兴应用秋水仙碱和徐道觉的低渗处理技术获得人胚胎肺细胞有丝分裂中期的染色体图，确定这些细胞的染色体是 46 条，而非 48 条，同时将人类染色体数确定为 46 的文章发表在《遗传》杂志上。30 多年来有关染色体数为 48 条的错误结论终被推翻，新的科学认识被建立。

（一）染色体数目畸变

人类正常成熟的生殖细胞中含有 23 条染色体，即为一个染色体组，称为单倍体（n），体细胞中含有 46 条染色体，称为二倍体（$2n$）。以正常二倍体为标准，染色体数目的增加或减少，称为染色体数目畸变，分为整倍体畸变和非整倍体畸变两大类。

1. 整倍体畸变

（1）分类　染色体组成倍增加或减少称为整倍体畸变。染色体组（n）成倍地增加，形成多倍体，如三倍体、四倍体；染色体组成倍地减少，则形成单倍体。人类的三倍体（$3n=69$）和四倍体（$4n=92$）多发现于自然流产胎儿中，约占自然流产胎儿的 22%，如葡萄胎中可见到三倍体，多倍体体细胞则常见于肿瘤组织。单倍体在人类中尚未发现，除精子和卵子外，单倍体细胞不能存活。

（2）发生机制　三倍体形成的主要原因是双雄受精或双雌受精，四倍体形成主要原因是核内复制和核内有丝分裂等。

1）双雄受精：一个正常的卵子同时与两个正常的精子发生受精，称为双雄受精，如图 7-1A 所示。

双雄受精可能形成 69，XYY 与 69，XXY 及 69，XXX 三种核型。

2）双雌受精：一个二倍体的异常卵子与一个正常的精子发生受精，从而产生一个三倍体受精卵，称为双雌受精，如图 7-1B 所示。双雌受精可能形成 69，XXY 和 69，XXX 两种核型。双雌受精主要是由于减数分裂中次级卵母细胞在第二次减数分裂的后期染色体不分离，导致应分给第二极体的染色体留在了卵子中，而形成了异常的二倍体卵子。

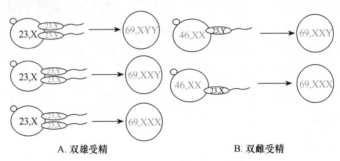

A. 双雄受精　　　　　　　　　　　　B. 双雌受精

图 7-1　双雄受精和双雌受精

3）核内复制：细胞分裂过程中 DNA 复制了两次，细胞中的染色体数量由 2n 变成了 8n，而细胞只分裂一次，则导致子代细胞均为四倍体。核内复制形成四倍体是肿瘤细胞常见的染色体异常特征。

4）核内有丝分裂：在细胞分裂时，染色体正常复制了一次，但至分裂中期时，核膜未消失，无纺锤体的形成，因此，细胞分裂不能进入后期和末期，没有胞质的分裂，使细胞内含有四个染色体组，形成四倍体。

2. 非整倍体畸变　在正常二倍体中，染色体数目增加或减少一条或几条，称为非整倍体畸变，这样的细胞或个体称为非整倍体。

（1）分类　染色体数目少于 46 条的细胞或个体称亚二倍体，多于 46 条的称超二倍体。

1）单体型：指细胞中缺少一条染色体（2n-1），染色体总数是 45，因成对染色体少了一条染色体，故称单体型。人体细胞内的染色体是成对存在的，对应的基因也是成对的，单条染色体缺失将造成个体发育所必需的基因严重失衡，因此只有含遗传物质较少的 G 组染色体单体型可以成活，其余单体型几乎全因胚胎死亡而导致流产。临床上常见的有 21 号、22 号和 X 染色体单体型，核型分别为 45，XX（XY），-21；45，XX（XY），-22 和 45，X。

2）三体型：指细胞中增加一条染色体（2n+1），染色体总数是 47，因成对染色体多了一条染色体，故称三体型。三体型是目前人类染色体数目畸变中种类最多的一类。常染色体以 13、18 和 21 号染色体三体型常见。除了 17 和 19 号染色体目前尚未见三体型的病例报道外，其余各对均有三体型报道。性染色体三体型中 XXX、XXY 和 XYY 三种最为常见。染色体数量的增加，特别是较大的染色体增加，可导致基因组的严重失衡，进而干扰胚胎的正常发育，故绝大多数三体型只见于早期流产的胚胎，少数三体型的胚胎可存活至出生，一般寿命不长，在智力和体力方面也常有严重的多发性畸形。

3）多体型：指细胞中的染色体数量增加两条或两条以上，染色体总数是 48 或 48 以上，主要见于性染色体异常。如四体型：48，XXXX；48，XXXY；48，XXYY。五体型：49，XXXXX；49，XXXYY 等。

4）嵌合体：指由两种或两种以上不同核型的细胞系所组成的个体。如核型为 46，XX/47，XX，+21 和 45，X/46，XX 的个体。大多数嵌合体的两个不同核型的细胞系来源于同一个受精卵，但也有的来源于两个以上的受精卵。嵌合体患者的临床症状往往不典型，与异常核型所占比例有关。因为嵌合体含有正常的细胞系，所以有些嵌合体可以发育到出生，甚至可活到成年。

（2）发生机制　非整倍体畸变产生的主要原因是在生殖细胞形成时或受精卵早期卵裂中，发生了染色体不分离或染色体丢失。

1）染色体不分离：细胞进行有丝分裂或减数分裂由中期进入后期时，某一对同源染色体或一对姐妹染色单体由于某种原因没有移向两极，而是同时进入一个子细胞，这种现象称为染色体不分离。如果在减数分裂期 I 后期发生了同源染色体不分离，则可以形成相等的 $n+1$ 和 $n-1$ 两种类型的配子，见图 7-2A。与正常配子结合后，将形成三体型（$2n+1$）或单体型（$2n-1$）。如果在减数分裂期 II 后期发生了姐妹染色单体不分离，所形成的配子的染色体数将有以下几种情况：1/2 为 n、1/4 为 $n+1$、1/4 为 $n-1$，后两种与正常配子（n）结合后，也将形成三体型（$2n+1$）或单体型（$2n-1$），见图 7-2B。

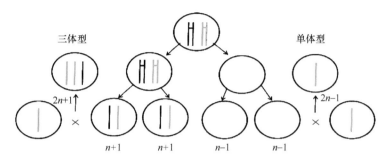

A. 减数分裂期 I 后期同源染色体不分离

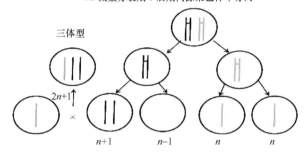

B. 减数分裂期 II 后期姐妹染色单体不分离

图 7-2　染色体减数分裂不分离形成机制

　　若染色体不分离发生在受精卵卵裂早期，则形成各种嵌合体，嵌合体中各细胞系的类型和数量的比例，取决于发生不分离时期的早晚。若染色体不分离发生在第一次卵裂，则形成具有两个细胞系的嵌合体，一个为超二倍体细胞系，另一个为亚二倍体细胞系。若染色体不分离发生在第二次卵裂以后，即形成具有三个或三个以上细胞系的嵌合体（46/47/45），见图 7-3。

　　2）染色体丢失：在细胞分裂过程中，由于纺锤体或着丝粒功能障碍或染色体后期迟滞，某一染色体不能随其他染色体一同进入子细胞核中，而遗留在细胞质中，并被降解消失，造成子细胞缺少一条染色体，这种现象称为染色体丢失（$2n-1$）。如果丢失发生在减数分裂过程中，则产生染色体数为 $n-1$ 的异常配子，与正常配子结合形成单体型；若发生在早期卵裂阶段则形成（$2n-1$）/$2n$ 嵌合体（图 7-4）。

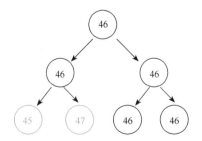

图 7-3　受精卵早期卵裂染色体不分离形成嵌合体

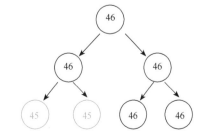

图 7-4　早期卵裂染色体丢失形成嵌合体

（二）染色体结构畸变

由于多种因素的影响，染色体发生断裂，断片的去向和重接的方式是导致染色体发生结构畸变的基础。断裂的片段大多数可以在原来的位置上重接，称为愈合或重建，这样可使染色体恢复正常，不引起遗传效应；如果染色体断片未在原位重接或以不同方式与其他染色体的断面非正常连接或丢失，就引起染色体结构畸变。染色体发生断裂的部位、次数和重接的方式不同，可以表现出各种类型的畸变。其类型主要有缺失、倒位、重复、易位等。

1. 缺失（deletion） 指染色体臂的部分丢失。染色体臂发生断裂后，断片未能重接而丢失，就会形成一个有着丝粒和一个或多个无着丝粒的片段，无着丝粒的片段在细胞分裂过程中，由于不能定向移动而丢失在细胞质中；而带有着丝粒的片段虽缺少一部分遗传物质，但是依然保持复制能力和一定

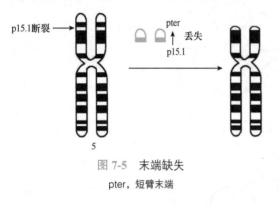

图 7-5 末端缺失
pter，短臂末端

的遗传功能，可继续复制传递。缺失可分为末端缺失和中间缺失两种类型。缺失的片段发生在染色体臂的末端，称为末端缺失（图 7-5），如 5p 部分单体综合征（猫叫综合征）就是由 5 号染色体的短臂部分缺失所致。染色体臂上两断裂点间的片段丢失称为中间缺失（图 7-6），如视网膜母细胞瘤（13q 部分单体综合征）是由 13 号染色体长臂中间缺失所致。丢失染色体片段的大小不同，缺失所带来的危害性也各不相同，较大的缺失往往带来致死效应，而微小的缺失则并不致死。

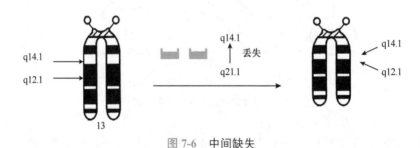

图 7-6 中间缺失

2. 倒位（inversion） 指一条染色体两个断裂点之间的片段旋转 180° 后重接，致使这一断片上基因序列的颠倒。

（1）臂内倒位 染色体发生断裂的两个断点发生在同一臂内，称为臂内倒位，见图 7-7。

（2）臂间倒位 一条染色体发生断裂的两处，一处在短臂，另一处在长臂，两个断点分别位于长臂和短臂上，称为臂间倒位（图 7-8）。人类臂内倒位尚无报道，臂间倒位较常见。

由于倒位一般没有遗传物质的增减，大多不会出现明显的临床症状，这样的个体称为倒位携带者。但是在形成生殖细胞时，减数分裂过程中，同源染色体配对异常，会出现倒位环（图 7-9），产生染色体结构畸变的配子，导致后代患病。

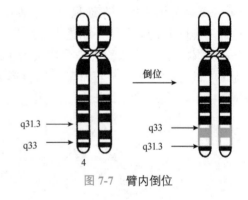

图 7-7 臂内倒位

3. 重复（duplication） 指一个染色体上某一片段具有两份或两份以上的现象。产生的主要原因是染色体断裂后，形成的断片插入到同源染色体中，结果造成一条同源染色体上的某一片段发生重复，另一条染色体上的相应片段缺失。重复的遗传效应比缺失缓和，但重复片段太大也会影响个体的生活力，甚至引起个体的死亡。

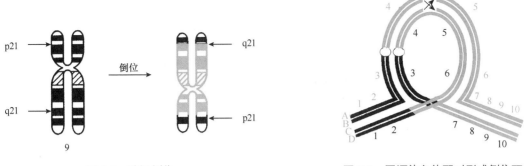

图 7-8　臂间倒位

图 7-9　同源染色体配对形成倒位环

A、B、C、D 为染色单体；1、2、3……10 为染色单体不同区段

4. 易位（translocation）　一条染色体的断片移接到另一条非同源染色体的臂上，这种结构畸变称为易位。其主要类型有单向易位、相互易位和罗伯逊易位。

（1）单向易位　两条染色体同时发生断裂，但仅一条染色体断片转移到另一条染色体上，见图 7-10。

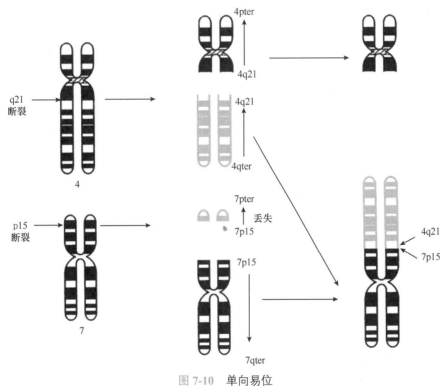

图 7-10　单向易位

pter，短臂末端；qter，长臂末端

（2）相互易位　两条非同源染色体间相互交换染色体片段，形成两条新的衍生染色体（图 7-11）。在多数情况下，相互易位不发生染色体遗传物质的缺失，称为平衡易位。平衡易位的个体如果不因基因位置的改变而影响其功能，对表型就没有影响，这样的个体称为平衡易位携带者。在生殖细胞形成时可产生不平衡的性细胞，与正常生殖细胞受精后，由于不同程度的缺失与重复可致畸或致死，这是临床上反复性自发流产的重要病因之一。

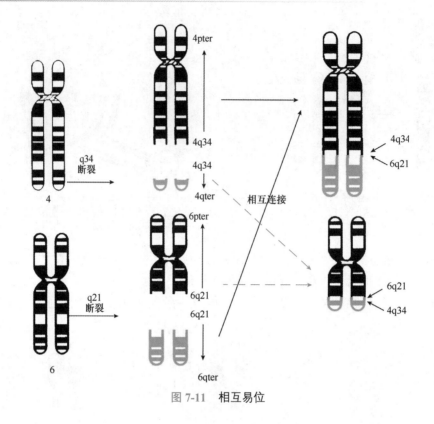

图 7-11　相互易位

染色体易位与伯基特淋巴瘤

　　伯基特淋巴瘤是一种特殊的 B 细胞淋巴瘤，1958 年由 Denis Burkitt 首先发现，是一种与 EB 病毒感染密切关联的恶性肿瘤，具有明显的地方流行性。研究发现 90% 的伯基特淋巴瘤患者细胞中存在核型异常，其中以 8 号染色体和 14 号染色体的易位最为常见，这种染色体的易位使位于 8q24 的细胞癌基因 *c-myc* 易位至 14q32，与免疫球蛋白重链基因产生融合，而后者具有强转录活性，进而导致细胞癌基因 *c-myc* 被激活，产生大量促细胞增殖的蛋白质引发肿瘤。

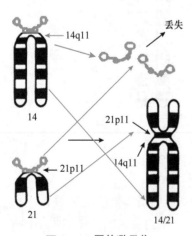

图 7-12　罗伯逊易位

　　（3）罗伯逊易位　是发生于近端着丝粒染色体之间的一种特殊的相互易位，又称着丝粒融合或罗氏易位。当两条近端着丝粒染色体在着丝粒部位或着丝粒附近部位发生断裂后，两者的长臂在着丝粒处融合成一条由长臂构成的新的衍生染色体（图 7-12）。这条染色体上包含了两条染色体的绝大多数基因，个体为表现正常的平衡易位携带者，其后代可能形成单体型和三体型。两个极小的短臂也可能构成一个很小的染色体，小染色体往往在以后的细胞分裂中消失，小染色体的遗传物质含量很少，它的存在与否对表型不产生明显的效应。因此，罗伯逊易位携带者虽然只有 45 条染色体，但表型一般正常，只在形成配子的时候会出现异常，在形成配子时，会形成正常、单体、三体、平衡携带等不同类型的配子，当异常的（雌雄）配子与正常的（雄雌）配子结合时，就会产生异常的受精卵，造成胚胎死亡而流产或生出先天性染色体畸变的患儿。罗伯逊易位发生率约为 1/1100，活婴多为 14 号和 21 号染色体之间的易位。

三、染色体畸变的结果

　　染色体是遗传物质，是基因的载体。染色体无论数目畸变还是结构畸变均会引起基因的改变，影响正常的生命活动，给机体带来极大的危害，造成严重的后果。染色体畸变的结果主要有以下三种。

1. 自然流产　是染色体畸变最严重的结果。在精子、卵子、受精卵或卵裂早期发生畸变往往可导致流产、死胎或染色体病，5% ～ 8% 的胚胎有染色体异常，其中包括各种多倍体、单体型、三体型和一些结构异常的胚胎。在出生前，90% 以上已自然流产或死亡；体细胞中发生的染色体畸变则与肿瘤的发生有关。

2. 先天缺陷　是染色体畸变较为严重的结果。部分单体型和部分三体型的胚胎可以存活至出生，但常常表现出各种先天缺陷。

3. 携带者　这里的携带者是指带有结构畸变的染色体但表型正常的个体，是染色体畸变较轻的结果。结构畸变的染色体一般来自携带者的双亲。

第 2 节　常见的染色体遗传病

 案例 7-1

患儿，男，4 岁，因语言障碍、反应迟钝、运动障碍、发育迟缓来院咨询。母亲代述病史：患儿出生时体重 3100g，身长 42cm，1 岁前与同龄儿童无明显差别；约 3 周岁时开始说话，但声音低哑、口齿含糊不清，口吃；生长发育迟缓，身高偏低，行动迟缓，爬行、站立步态不稳，肌肉无力；体质差，易感冒、发热。患儿眼距宽，眼裂短小，舌常伸出口外，流涎较多，鼻梁低平，外耳小，颈短。患儿出生时母亲 37 岁，有流产史，父亲 40 岁。

问题：1. 初步判断患儿可能是哪种疾病？应做什么检查？

　　　2. 如确诊，应如何向孩子父母解释其发生原因？可提出哪些合理化的建议？

染色体上排列着大量的基因，染色体数目或结构畸变都会造成大量遗传物质的改变，严重影响基因平衡状态，因而临床上发现大多数的染色体遗传病表现为具有多种症状的综合征，故又称为染色体畸变综合征。根据畸变的染色体不同，染色体遗传病分为常染色体遗传病和性染色体遗传病。

一、常染色体遗传病

染色体数目畸变或结构畸变发生在常染色体时所引起的疾病，称为常染色体遗传病。常染色体遗传病占染色体病总数的 2/3，常见的常染色体遗传病有 21 三体综合征（唐氏综合征）、18 三体综合征、13 三体综合征、5p 部分单体综合征等。

（一）唐氏综合征

唐氏综合征（Down syndrome）又称先天愚型，由英国医生 John Langdon Down 在 1866 年首次报道。1959 年法国细胞遗传学家 J.Lejeune 首先证实本病患者有 47 条染色体，病因是多了一条小的 G 组染色体（后来确定为 21 号），因此该病又称 21 三体综合征。

1. 发病率　该病在活婴中的发病率为 1/1000 ～ 1/500，60% 的患儿在胎儿早期即夭折，男性患儿多于女性，是儿童智力低下中最多见的一种，占全部智力低下的 10% ～ 20%。该病的发病率随母亲生育年龄的增加而升高，尤其当母亲年龄大于 35 岁时，发病率明显增高（表 7-1）。

表 7-1 母亲年龄与唐氏综合征发病率

母亲年龄	唐氏综合征的发病率	母亲年龄	唐氏综合征的发病率
20～24	1/1800	35～39	1/250
25～29	1/1500	40～44	1/100
30～34	1/800	45～49	1/50

2. 临床特征　患者主要表现为智力低下、身体发育不良及特殊面容，如鼻梁扁平、眼裂狭细向外上倾斜、两眼间距宽、内眦赘皮、舌大而外伸、流涎、耳小、耳位低等（图 7-13）；患者的皮肤纹理具有典型的变化，可以作为辅助诊断依据。如单一指褶线、通贯掌（猿线）等；约 50% 患者具有先天性心脏畸形。50% 患者在 5 岁内死亡，8% 可超过 40 岁，平均寿命为 20 岁。男性患者可有隐睾，多不育；女性患者虽可生育，但能将此病遗传给后代。

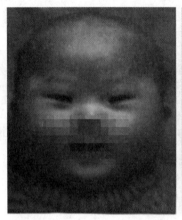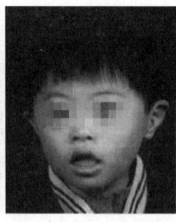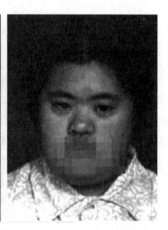

图 7-13　唐氏综合征患者脸容及核型

3. 类型及机制　根据染色体畸变的类型不同，该病主要分为标准型、嵌合型和易位型三类。

（1）标准型　此种类型患者细胞内含有三条独立的 21 号染色体，其核型为 47，XX（XY）+21，占患者总数的 92.5%。主要发病原因是患儿的双亲之一（多为母亲）在形成生殖细胞时发生 21 号染色体不分离。21 号染色体不分离发生在母亲的约占患者总数的 95%，发生在父亲的约占 5%，且主要为减数分裂期Ⅰ同源染色体不分离所致。

（2）嵌合型　核型为 46，XX（XY）/47，XX（XY）+21，占患者总数的 2.7%。其发病原因是受精卵在早期卵裂时染色体不分离。此型患者只有部分而非所有细胞存在缺陷。因此，其临床表现与异常核型的比例有关。异常核型不超过 9% 时，患者症状不明显；超过 25% 时，患者会表现出比标准型症状轻的临床表现。

（3）易位型　核型常为 46，XX（XY），-14，+t（14；21）（p11；q11），占患者总数的 2.5%～5.0%，

多为罗伯逊易位。患者核型中染色体总数为 46 条，少了一条 14 号染色体，多了一条 14 号和 21 号染色体形成的易位染色体，和标准型 21 三体综合征临床表现相同。其发病机制为双亲之一是罗伯逊易位携带者，减数分裂后可以形成 6 种配子，除了受精后不能继续发育者外，可发育为正常胎儿、易位型三体胎儿和平衡易位携带者胎儿，见图 7-14。易位型一般常见于年龄较年轻的父母所生的子女，其发病具有明显的家族倾向性。

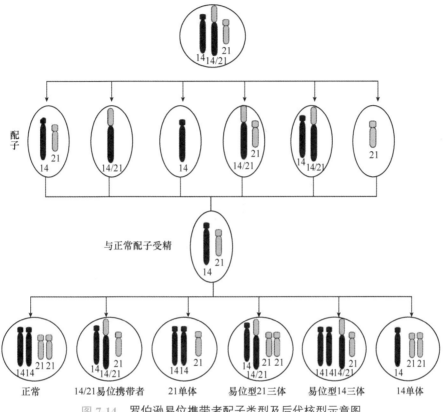

图 7-14　罗伯逊易位携带者配子类型及后代核型示意图

目前唐氏综合征尚无有效的治疗方法，作为医务工作者，要认识到唐氏综合征患儿的出生对家庭与社会带来的负面影响，积极指导育龄妇女特别是 35 岁以上的高龄孕妇做好产前诊断，预防唐氏综合征患儿的出生。对于已经出生的患儿，应进行长期耐心的教育和训练。预防感染性疾病，早期应用维生素 B_6、叶酸等，对伴有的其他畸形可选择进行手术矫治。

（二）18 三体综合征

18 三体综合征在 1960 年由 Edward 等首先描述，又称爱德华（Edward）综合征。1961 年 Patau 证实了其发病原因为患者的细胞核型多了一条 18 号染色体，因此定名为 18 三体综合征。

1. 发病率　新生儿发病率为 1/7500 ～ 1/3500，女性患儿多于男性，约有 95% 的 18 三体综合征胎儿流产，发病率与母亲年龄有关。

2. 临床特征　患儿低体重，生命力严重低下，发育如早产儿，吸吮差，反应弱，多发畸形，眼距宽，有内眦赘皮，耳畸形而低位，小颌，摇椅底足（又称船形足），肌张力亢进，手掌呈特殊握拳状，即示指、小指分别压在中指、环指上（图 7-15）。90% 的患儿有先天性心脏病、智能障碍，常早年夭折。由于患儿严重畸形，存活时间不长。

3. 类型及机制　80% 患者核型为 47，XX（XY）+18；10% 患者为嵌合体，即为 46，XY（XX）/47，XY（XX），+18；其余为各种易位，主要是 18 号和 D 组染色体的易位。18 三体综合征的发生，一般是由于患者母亲的卵母细胞在减数分裂时，18 号染色体发生了不分离所致，与母亲的年龄增大有关。

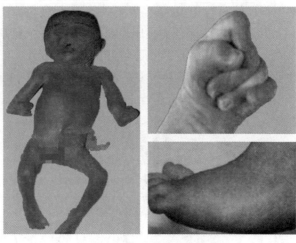

图 7-15　18 三体综合征患者

（三）13 三体综合征

1960 年 Patau 首先描述了多一条 D 组染色体的疾病，称为帕托综合征。后来通过显带技术确定该病是多了一条 13 号染色体，因此称为 13 三体综合征。

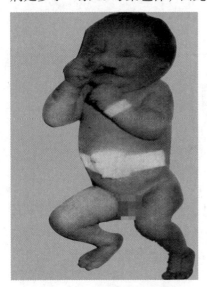

1. 发病率　新生儿中发病率约为 1/25 000，患者中女性明显多于男性，发病率与母亲年龄增大有关。患儿的畸形和临床表现要比唐氏综合征患儿严重得多（图 7-16）。90% 以上的 13 三体胚胎流产，出生后 1 个月内死亡的接近半数，绝大多数患儿 6 个月内死亡，平均寿命 130 天。

2. 临床特征　颅面的畸形包括小头，前额、前脑发育缺陷，眼球小或无眼球，鼻宽而扁平，半数以上患儿有唇裂，并常有腭裂，耳位低，颌小，足跟向后突出及足掌中凸，形成摇椅底足。男性常有阴囊畸形和隐睾，女性则有阴蒂肥大、双阴道、双角子宫等。智力发育障碍见于所有的患者，程度严重，存活较久的患儿还有癫痫样发作、肌张力低下等。

3. 类型与机制　80% 患者为三体型，其核型为 47，XX（XY），+13，少数为嵌合型或易位型。嵌合型症状较轻，易位型通常以 13 和 14 号染色体易位居多。13 三体综合征的发生，一般是由于患者

图 7-16　13 三体综合征患者

母亲的卵母细胞在减数分裂时，13 号染色体发生了不分离所致，与母亲的年龄增大有关。

（四）5p 部分单体综合征

5p 部分单体综合征（5p⁻ 综合征）在 1963 年由 J. Lejeune 等首先报道，由于患婴的哭声轻而音调高酷似猫叫，又称猫叫综合征。1964 年证实该病由 5 号染色体短臂断裂缺失所致，故命名为 5p 部分单体综合征。

1. 发病率　此病是最常见的染色体缺失综合征。新生儿发病率极低，约为 1/50 000，该病患儿在智力低下患儿中占 1.0% ～ 1.5%。

2. 临床特征　患儿在婴幼儿时期的哭声似猫叫，面部表情奇异机警，但智力极其低下（智商常低于 20），发育迟缓，满月脸，眼距过宽，内眦赘皮，下颌小，半数有先天性心脏病（图 7-17）。

3. 类型及机制　目前报道的仅一种类型，核型为 46，XX（XY），del（5）（p15），断裂点主要在 5 号染色体短臂 1 区 5 带。本病产生机制主要是患者的父母之一在形成生殖细胞时，5 号染色体（5p15）

有断裂现象，产生了 5 号染色体短臂缺失的生殖细胞，该细胞受精后而发育成 5p 部分单体综合征。

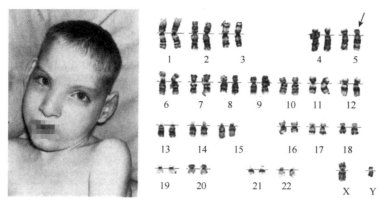

图 7-17　5p 部分单体综合征患者及其核型

二、性染色体遗传病

染色体数目畸变或结构畸变发生在性染色体时所引起的疾病，称为性染色体遗传病。性染色体遗传病共同的临床特征是性发育不全或两性畸形等，有的患者仅表现为生殖力下降、继发闭经、智力稍差等。

（一）XXY 综合征

XXY 综合征由 1942 年 Klinefelter 等首先报道而命名，故又称为克兰费尔特（Klinefelter）综合征，也称克氏综合征。1956 年 Bradbury 等证明这类患者体细胞间期有一个 X 染色质，1959 年 Jacob 等证实其核型为 47，XXY，因此本病也称为 XXY 综合征。

1. 发病率及临床特征　本病在新生儿男性中的发病率为 1/1000 ~ 2/1000，是男性不育症中常见的一种。患者青春期出现症状，表现为身材高大，但不匀称。外生殖器发育不良，阴茎短小，睾丸小而质硬，无精子产生，不育。男性第二性征发育差，体毛稀少，大多数无胡须，无喉结，皮下脂肪发达，乳房发育，其体态、性情表现趋于女性化（图 7-18）。

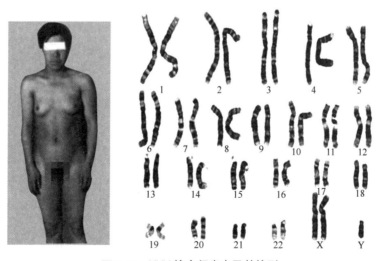

图 7-18　XXY 综合征患者及其核型

2. 类型及机制　80% ~ 90% 患者的核型为 XXY 型，其核型为 47，XXY；10% ~ 15% 患者为嵌合型，其常见的核型有 46，XY/47，XXY 及 46，XY/48，XXXY 等，嵌合型患者一侧的睾丸正常。该病发生的机制主要是患者双亲之一在生殖细胞形成过程中发生了性染色体不分离，也有部分患者是由受精卵

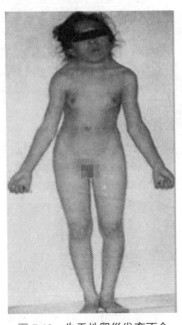

图 7-19　先天性卵巢发育不全

早期卵裂过程中发生性染色体不分离造成的。分析表明，染色体不分离约 40% 来自父亲，60% 来自母亲。本病患者一般不育，所以不会将多余的性染色体传给后代。

（二）特纳综合征

1938 年 Turner 首先报道并命名的特纳（Turner）综合征，也称先天性卵巢发育不全。后来发现该病患者体内有条索状的卵巢，无卵泡生成，因此又称为性腺发育不全。1954 年 Polani 证实该病患者细胞核 X 染色质阴性，1959 年 Ford 证实其核型为 45，X。

1. 发病率及临床特征　本病在新生女婴中发病率约为 1/5000，自发流产率高，多见于流产儿。患者外观为女性，成年女性身高 120～140cm，后发际低，蹼颈，肘外翻，盾状胸，两乳间距宽，青春期乳腺仍不发育。性腺发育不全，卵巢萎缩呈条索状，原发性闭经，外生殖器幼稚型，阴毛和腋毛稀少，无生育能力（图 7-19）。

2. 类型及机制　约 55% 患者为 X 单体型，其核型为 45，X；部分患者为嵌合体，46，XX/45，X。嵌合型的临床表现较轻，部分有生育力。该病发生机制主要是由于父亲在精子形成过程中发生 X 和 Y 染色体不分离，产生了含 XY 染色体和不含性染色体的两种精子，不含性染色体的精子与正常卵子结合，就形成核型为 45，X 的受精卵。

（三）XXX 综合征

1959 年 Jacob 首先发现 1 例 47，XXX 女性，又称为超雌综合征。患者核型多为 47，XXX，也有嵌合型，即 47，XXX/46，XX。

1. 发病率及临床特征　此病在新生女婴中发病率约为 1‰。多数具有 3 条 X 染色体的女性患者一般外表正常，躯体外形特征不显著，临床中常不易被发现，约 70% 患者的青春期第二性征发育正常，也可生育。另有少数患者有月经减少、卵巢功能低下、原发或继发闭经、过早绝经、乳房发育不良等表现。1/3 患者可伴有先天畸形，如先天性心脏病，部分精神缺陷，约有 2/3 患者智力低下，见图 7-20。

2. 类型及机制　多数为 XXX 型（3X 型），其核型为 47，XXX；也有 4X 型、5X 型及嵌合体。该病发生机制主要是母亲的卵细胞在第二次减数分裂时发生 X 染色体不分离，含 XX 性染色体的卵子与正常精子结合后形成核型为 47，XXX 的受精卵；或父亲的精子在第二次减数分裂时发生 X 染色体不分离，形成含 XX 性染色体的精子；也可能是正常受精卵在卵裂早期性染色体不分离，形成由不同核型细胞组成的个体，即嵌合体，如 45，X/47，XXX。

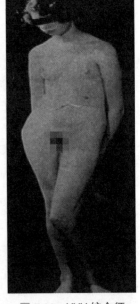

图 7-20　XXX 综合征

（四）XYY 综合征

XYY 综合征由 1961 年 Sandburg 等首次报告，又名超雄综合征。

1. 发病率及临床特征　本病在男婴中的发生率约为 1/900；身高在 181～189cm 的男性中，发病率为 1/200；身高在 190～199cm 的男性中，发病率为 1/30，发病率有随身高增加而升高的趋势。儿童中期生长加快，身材高大，多数为表型正常的男性，偶尔可见尿道下裂、隐睾、睾丸发育不全并伴有生精障碍和生育力下降等症状。患者脾气暴烈，易兴奋，自我克制力差，具破坏性，易产生攻击性行为。

2. 类型及机制　患者多数为 XYY 型，其核型为 47，XYY。形成机制主要是父亲在减数分裂期 Ⅱ

时发生了 Y 染色体不分离，含 YY 性染色体的精子与正常卵子结合后形成 47，XYY 的受精卵。此外，少数个体还有 48，XXYY；49，XYYYY；48，XYYY；46，XY/47，XYY 等特殊核型。此类患者的 Y 染色体检查会显示出相对应数量的 Y 荧光小体。一般来说，患者核型中的 Y 染色体越多，患者的各类临床症状越明显。

（五）脆性 X 染色体综合征

1969 年 Lubs 在典型的智力低下患者家系中发现患者的 X 染色体有别于正常男性的 X 染色体，在长臂末端出现溢沟。外周血淋巴细胞在缺乏叶酸或胸腺嘧啶的培养基中培养后，其染色体上可以观察到明显的断裂或裂隙，称为脆性部位。高分辨染色体显带表明，脆性部位位点在 Xq27.3。因此这一疾病又称为脆性 X 染色体综合征（fragile X chromosome syndrome）。

1. 发病率及临床表现　本病主要男性发病，发病率 1/250，女性为携带者。该病的发生率占 X 连锁智力发育不全的 1/3 ～ 1/2，在一般男性群体中，其检出率为 1/500，在收容所中为 1/100。男性患者多为中度到重度的智力障碍（智商低于 50），语言障碍，大睾丸，常伴有方额，长脸，招风耳，下颌前突（图 7-21）。部分患者青春期有多动症，成人后逐渐消失；有些患者表现出胆怯忧郁、性格孤僻、行为被动等精神病趋向。

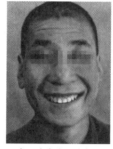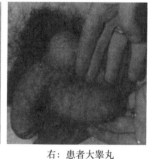

左：患者大耳大额　　右：患者大睾丸

图 7-21　脆性 X 染色体综合征

2. 类型及机制　脆性 X 染色体综合征患者核型为 46，fraX（q27）Y。脆性 X 染色体综合征是由 X 染色体的形成过程中发生突变所导致。男性患者的脆性 X 染色体一般来自携带者的母亲。由于女性有两条 X 染色体，一般表型正常，但实际约有 1/3 的女性携带者表现为轻度智力障碍。这些携带者生男性患儿的风险高达 50%，因此实施携带者检出，进行产前诊断，对控制该病的流行有重要意义。

（六）两性畸形

患者的性腺或内外生殖器、第二性征具有不同程度的两性特征，称为两性畸形。人类在性别分化和发育过程中由于遗传因素或者环境因素的影响，性激素的分泌或者代谢发生紊乱，或者由于胚胎发育过程中受到异常激素的影响，导致性器官或者性征发育异常，产生两性畸形。根据性腺组织的结构可分型为真两性畸形和假两性畸形。

1. 真两性畸形　患者体内既有男性性腺又有女性性腺，两种性腺可独立存在，也有两者融合而成的卵睾，外生殖器及第二性征不同程度地介于两性之间，或者倾向于某一性别。约 40% 的患者同时具有睾丸和卵巢，分别位于身体两侧；另有 40% 的患者，其一侧为卵巢或睾丸，另一侧为睾丸组织和卵巢组织混合而成的结构，称为卵睾；20% 的患者两侧均为卵睾。患者有三种核型：① 46，XX/46，XY；② 46，XX/47，XXY；③ 46，XY/45，X。患者确诊后，可根据外生殖器特点进行手术矫正，一般原则是估计治疗后不能有男性功能时，可以向女性矫正，切除睾丸和进行必要的外阴整形等，见图 7-22。

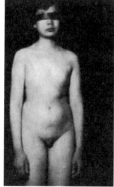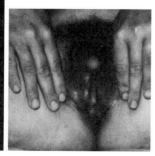

图 7-22　真两性畸形及外生殖器

患者有阴茎和发育不良的阴道

2. 假两性畸形　患者体内仅有一种性腺，但是外生殖器或第二性征兼有两性特征或者畸形。其产生原因一般是性发育过程中性激素水平异常，或者雄激素受体缺乏，而产生假两性畸形。尽管疾病原因不是染色体异常，但是临床诊断时须先做染色体核型分析，然后才能分析诊断。根据患者的性腺为睾丸或卵巢，可将其分为男性假两性畸形和女性假两性畸形。

（1）男性假两性畸形　核型为 46，XY。X 染色质阴性，Y 染色质阳性。性腺为睾丸，外生殖器和第二性征呈女性特征。睾丸女性化较为常见，外生殖器似女性，有阴道开口，阴囊深度分裂如大阴唇，外生殖器呈女性化特征，阴道短浅，阴蒂肥大，无子宫与卵巢，阴毛稀少，乳房发育似女性，睾丸常位于腹腔或腹股沟管或大阴唇内，睾丸、精曲小管萎缩，无精子发生。

（2）女性假两性畸形　核型为 46，XX。X 染色质阳性，Y 染色质阴性。性腺为卵巢，外生殖器和第二性征呈男性特征，先天性肾上腺性征异常，阴蒂肥大似阴茎，第二性征发育有男性化倾向，有胡须，乳房不发育。

目标检测

A₁/A₂ 型题

1. 导致染色体数目和结构畸变的因素不包括（　　）
   A. 物理因素　　　　　B. 化学毒物
   C. 生物因素　　　　　D. 医学水平
   E. 母亲年龄

2. 形成三倍体的主要原因是（　　）
   A. 双雄受精　　　　　B. 核内复制
   C. 染色体丢失　　　　D. 核内有丝分裂
   E. 染色体不分离

3. 染色体核型分析发现细胞中的染色体总数为 45 条，称为（　　）
   A. 单倍体　　　　　　B. 三倍体
   C. 单体型　　　　　　D. 二倍体
   E. 三体型

4. 某生物体的含有不同染色体数目的四个细胞系，这种情况称为（　　）
   A. 多倍体　　　　　　B. 单倍体
   C. 超二倍体　　　　　D. 双倍体
   E. 三倍体

5. 亚二倍体形成的原因可能是（　　）
   A. 早期卵裂中发生了染色体丢失
   B. 形成配子时发生了染色体的丢失
   C. 减数分裂期 I 发生了同源染色体的不分离
   D. 减数分裂期 II 发生了同源染色体的不分离
   E. 双雄受精

6. 核型 46，XX，−14，+t（14；21）（p11；q11）表示（　　）
   A. 染色体缺失　　　　B. 染色体倒位
   C. 染色体单向易位　　D. 染色体重复
   E. 染色体相互易位

7. 唐氏综合征占比最多的核型是（　　）
   A. 46，XX，+21
   B. 47，XX，+21/46，XX
   C. 45，XX，−14，+t（14q；21q）
   D. 47，XX，+21
   E. 47，XXY

8. 唐氏综合征发生的主要机制是（　　）
   A. 生成精子的过程中 21 号染色体在第一次减数分裂不分离
   B. 生成卵子的过程中 21 号染色体丢失
   C. 生成卵子的过程中 21 号染色体在减数分裂期 I 不分离
   D. 母亲年龄太大
   E. 父亲年龄太大

9. 猫叫综合征患者的最典型的临床特征是（　　）
   A. 5 号染色体短臂断裂缺失
   B. 猫叫样哭声
   C. 易患心脏病
   D. 眼间距宽
   E. 无胡须

10. 若患者的细胞核型为 46，XY，性腺为睾丸，内外生殖器呈间性，第二性征发育有女性化倾向，则说明此人为（　　）
    A. 特纳综合征患者　　B. 克氏综合征患者
    C. 真两性畸形患者　　D. 女性假两性畸形患者
    E. 男性假两性畸形患者

（钟　焱）

第 **8** 章
线粒体遗传病

线粒体广泛存在于各类真核细胞中，是细胞生物氧化和能量转换的主要场所。细胞生命活动所需能量的 80% 由线粒体提供。一个细胞内通常有数百个线粒体，每个线粒体含 1 个或数个 DNA 分子，因此每个细胞可有数千个线粒体 DNA（mitochondrion，mtDNA）。不同生物的 mtDNA 大小不同。近年来，人们发现很多疾病与 mtDNA 突变有关，mtDNA 已成为分子遗传学和临床医学关注的热点。

链接

线粒体及线粒体 DNA 的发现

1894 年德国生物学家 Altmann 发现动物细胞中存在线粒体，将其称为 Blast（生命小体）。1897 年，Benda 将其命名为线粒体。1963 年，M.Nass 和 S.Nass 首次在鸡卵母细胞中发现线粒体中存在 DNA，Schata 于同年分离到完整的线粒体 DNA，从而开始了人类对线粒体 DNA 的深入探索。1981 年 Anderson 等完成了人类线粒体 DNA 的全部核苷酸序列（称剑桥序列）的测定。1987 年，Wallace 等通过对线粒体 DNA 突变和莱伯（Leber）遗传性视神经病变关系的研究，提出线粒体 DNA 突变可引起人类的疾病。20 世纪 90 年代中期以来，人类已有 100 多种疾病被证明与线粒体 DNA 突变有关。

第 1 节　mtDNA 的遗传学特征▲

人类 mtDNA 是由 2 条 DNA 单链组成的环状闭合分子，全长为 16 569bp，不与组蛋白结合，呈裸露闭环双链状。mtDNA 具有独特的遗传学特征，主要表现在以下几个方面。

（一）半自主性

线粒体拥有自己的遗传物质和特殊的蛋白质合成系统，mtDNA 能独立地复制、转录和翻译，具有一定的自主性，所以 mtDNA 被视为真核细胞的第二遗传系统；但线粒体的自主性是有限的，mtDNA 编码线粒体中部分蛋白质和全部 tRNA、rRNA，而维持线粒体结构和功能的大部分蛋白质是由核 DNA 编码的，故其功能又受核基因的影响。因此，线粒体是一种半自主性细胞器，它的生长繁殖及一系列功能活动受线粒体基因组和核基因组两套遗传系统共同控制。

（二）遗传密码和通用密码不完全相同

在线粒体遗传密码中，部分密码子与核基因的通用密码不同（表 8-1）。如 mtDNA 中 UGA 编码色氨酸，而不是终止密码子；AAA 编码天冬酰胺而不是赖氨酸。核通用密码中最少有 32 种 tRNA，线粒体中的 tRNA 简并性较强，仅用 22 个 tRNA 来识别多达 48 个密码子。

表 8-1　线粒体遗传密码与通用密码的区别

密码子	核 DNA	mtDNA
UGA	终止密码子	色氨酸
AGA、AGG	精氨酸	终止密码子
AUA	异亮氨酸	甲硫氨酸
AAA	赖氨酸	天冬酰胺
CUU、CUC、CUA、CUG	亮氨酸	苏氨酸

（三）同质性与异质性

同质性（homogeneity）是指同一组织或细胞中具有相同遗传背景细胞质的现象，即含有相同的 mtDNA。异质性（heterogeneity）是指一个细胞或个体含有不同遗传背景细胞质的现象。在异质性的细胞中,基因在自然界中常见的或非突变型的形式称为野生型,即能在自然人群中观察到的最高频率的 mtDNA 分子型;而携带突变基因的细胞、个体或突变基因本身则称为突变型。野生型一般是经历千万年进化而保留下来的,突变型一般是在野生型基础上通过基因突变而来的。大多数人类细胞中的 mtDNA 都具有异质性。

在有丝分裂和减数分裂时,异质性细胞中的 mtDNA 进行复制,分离后随机分配到子代细胞,使子代细胞中的突变型和野生型 mtDNA 的比例发生改变,这一过程称为复制分离。经过多次分裂后,异质性细胞中的突变型 mtDNA 和野生型 mtDNA 的比例会发生改变,向同质性方向发展。这种在小群体中由于世代间配子的随机抽样造成的误差所导致的基因频率的随机波动称为遗传漂变。

人类每个初级卵母细胞中大约有 10 万个 mtDNA,经过减数分裂后,只有随机的 10 ~ 100 个进入成熟卵细胞,这种现象称为遗传瓶颈效应。遗传瓶颈效应限制了下传的 mtDNA 的数量及种类,造成子代个体间的异质性。通过"瓶颈"的 mtDNA 复制、扩增,构成子代的 mtDNA 种群类型。因此,即使核基因组完全相同的个体,如同卵双生,也可具有不同的细胞质基因型,从而使表型有所不同。

(四)母系遗传

母系遗传(maternal inheritance)是指母亲将 mtDNA 传给她的子女,但只有女儿才能将 mtDNA 传给下一代。这种遗传方式是由哺乳动物受精的特点决定的。线粒体存在于细胞质中,在精卵细胞结合时,精子的头部进入卵子,而精子的线粒体位于精子的中段,受精时几乎不进入受精卵,因此人类受精卵的线粒体几乎完全来自卵子。如果系谱分析时发现某些成员具有相同的临床特征,并且是从受累的女性传递而来的,就应考虑此病可能为线粒体遗传病。然而,某些突变的 mtDNA 不能通过遗传瓶颈,因此并不是所有的线粒体遗传病都遵循母系遗传,如线粒体脑肌病、骨髓 - 胰腺综合征等。

(五)阈值效应

mtDNA 突变对表型的影响(如细胞是否出现表型异常或人是否患线粒体遗传病)取决于异质性细胞或组织中突变型 mtDNA 和野生型 mtDNA 的相对比例及该种细胞或组织器官对能量的依赖程度。

细胞中如果携带突变型线粒体数量较少,且线粒体产生的能量可以维持细胞的正常功能,该个体一般不会患病或病情较轻;相反,如果携带突变型线粒体数量较多,线粒体产生的能量不能维持细胞的正常功能,就会造成组织或器官出现功能异常,引起线粒体遗传病。一般把能引起特定组织或器官功能异常的突变型 mtDNA 的最低数量称为阈值(threshold)。不同组织或器官的阈值是不同的。另外,不同组织或器官对能量的依赖程度也不同,高耗能的组织器官容易受到线粒体突变的影响,如脑、骨骼肌、心脏、肾脏、肝脏等。

此外,同一组织在不同时间由于功能需求不同,对代谢受损伤的反应不同,如婴儿刚出生时,肌肉组织中的 mtDNA 突变不表现症状,但当受损的氧化代谢不能满足逐渐增加的能量需求时,即表现为线粒体肌病。

(六)高突变率

mtDNA 排列紧密、没有内含子,容易被氧化损伤,同时缺少组蛋白的保护,且线粒体缺乏 DNA 损伤修复系统,复制频率高,因而 mtDNA 的突变率比核 DNA 高 10 ~ 20 倍。高突变率造成个体及群体中 mtDNA 序列有极大的差异,任何两个人的 mtDNA,平均每 1000 个碱基对中就有 4 个不同。人群中存在多种中性到中度有害的 mtDNA 突变,高度有害的 mtDNA 突变不断增多,但有害的突变会通过选择而消除,故 mtDNA 突变虽然很普遍,但线粒体遗传病并不常见。

第 2 节　mtDNA 突变与人类疾病▲

mtDNA 突变可发生于线粒体编码蛋白质、tRNA 或 rRNA 的基因。突变的类型主要有碱基突变（错义突变、蛋白质生物合成基因突变）、缺失或插入突变、拷贝数目突变等。mtDNA 突变引起的线粒体遗传病可累及多组织、器官或系统。不同 mtDNA 突变可引起相同的疾病，如 mtDNA 8344A → G、8356T → C 点突变均可导致肌阵挛性癫痫伴破碎红纤维综合征（MERRF）等；同一突变也可引起不同的表型，如 mtDNA 3243A → G 点突变，低比例时可导致母系遗传的糖尿病伴耳聋，高比例时可导致线粒体脑肌病伴高乳酸血症和卒中样发作（MELAS）等。

线粒体遗传病是由线粒体功能异常引起的遗传病，简称线粒体病。狭义的线粒体病仅由 mtDNA 异常导致，而广义的线粒体病可由 mtDNA 异常或核 DNA 异常导致，也可由两者共同作用所引起。

从目前研究来看，由 mtDNA 突变引起的线粒体病主要涉及中枢神经系统和肌肉组织。如果病变以中枢神经系统为主，称为线粒体脑病，如莱伯遗传性视神经病变、帕金森病；如果病变以骨骼肌为主，称为线粒体肌病，如线粒体心肌病；如果病变同时侵犯中枢神经系统和骨骼肌，则称为线粒体脑肌病，如肌阵挛性癫痫伴破碎红纤维综合征。另外，尚有大量中间类型。目前还发现 2 型糖尿病、某些肿瘤、冠心病及衰老等也与线粒体功能障碍有关。线粒体病通常累及多个系统，表型有高度差异。

（一）莱伯遗传性视神经病变

莱伯遗传性视神经病变（Leber hereditary optic neuropathy，LHON）是被证实的第一种点突变导致的母系遗传病，至今尚未发现有男性患者将此病传给后代。LHON 最显著的临床表现为双侧视神经严重萎缩引起无痛性急性或亚急性双侧中心视力丧失，可伴有神经、心血管、骨骼肌等系统异常，如周围神经系统的退化、震颤、肌张力降低及心律失常等。95% 的患者在 50 岁前发病，平均发病年龄 27 ～ 34 岁，男女患者比例约 5 ∶ 1，女性患者发病较晚，但病情较为严重。LHON 尚无特效疗法，预后较差，多数造成终身严重视力障碍，甚至失明。

诱发 LHON 的 mtDNA 突变均为点突变。1987 年，Wallace 最先发现 mtDNA 11778G → A 点突变导致编码 NADH 脱氢酶亚单位 4（ND4）中第 340 位的精氨酸变为组氨酸，从而使线粒体产能效率降低，视神经细胞提供的能量不能长期维持视神经的完整结构，导致神经细胞退行性变、死亡。约 50% 的 LHON 患者由该位点突变引起，利用 mtDNA 的 11778 点突变可对 50% 的 LHON 家系进行基因诊断。除此之外，还发现 10 多个点突变可导致该病的发生，它们分布于 ND1、ND2、ND3、ND4、ND6、Cytc 基因位点内。

（二）神经病变伴共济失调和视网膜色素变性

神经病变伴共济失调和视网膜色素变性是一种罕见的异质性线粒体病，该病临床症状为发育迟缓、肌无力、痴呆、抽搐、视网膜色素变性和感觉功能减退。发病原因是线粒体 ATP6 基因 8993 位置发生突变，当突变基因的异质性水平达到 70% ～ 90% 时，就会出现上述症状；如果 8993 位置突变的异质性超过 90%，则会发生另一种致命的疾病，称亚急性坏死性脑脊髓病，又称利氏（Leigh）病。该病发生于婴儿期，主要病理学特征是基底神经节和脑干部神经元退化。

（三）肌阵挛性癫痫伴破碎红纤维综合征

肌阵挛性癫痫伴破碎红纤维（myoclonic epilepsy with ragged red fiber，MERRF）综合征是一种异质性母系遗传病，患者发病年龄多为 10 ～ 20 岁。临床症状表现为骨骼肌不自主阵挛，全身性的强直 - 阵挛发作与失神发作，轻度痴呆、耳聋，晚期出现精神异常。此外，患者肌纤维紊乱、粗糙，肌细胞中有大量形态异常的线粒体，用高莫瑞三色染色（Gomori Trichrome）显示红色，称破碎红纤维。该病

90% 是由 mtDNA 8334A → G 点突变引起的，突变位于赖氨酸特异环，导致线粒体蛋白质翻译障碍。

（四）线粒体脑肌病伴高乳酸血症和卒中样发作

线粒体脑肌病伴高乳酸血症和卒中样发作（mitochondrial encephalomyopathy with lactic acidosis and stroke-like episode，MELAS）是一种常见的母系遗传病，散发患者多见。约 80% 患者的 mtDNA 编码 tRNA 的基因 3243 位点存在 A → G 点突变，使 mtDNA 转录活性降低并影响线粒体功能，主要导致丙酮酸代谢受影响，大量丙酮酸生成乳酸积累在血液与体液中，导致乳酸中毒。患者常在 40 岁以前发病，主要临床症状为中枢神经系统异常，包括复发性休克、癫痫、阵发性头痛、卒中样发作、痴呆、偏瘫等，部分患者伴肌病、阵发性呕吐、耳聋、身材矮小等。MELAS 患者在脑和肌肉的小动脉和毛细血管壁中有大量形态异常的线粒体。

（五）线粒体心肌病

线粒体心肌病主要累及心脏和骨骼肌，患者常有严重的心力衰竭，临床表现为劳力性呼吸困难、心动过速、全身肌无力伴全身严重水肿、心脏和肝脏增大等症状。

mtDNA 的突变和缺失与某些心肌病有关，如 ATP 酶 6 和 D 环区之间有长达 7.5kb 的缺失，另外 3260 位点的 A → G 突变可引起母系遗传的线粒体病和心肌病；4977 位点的缺失多见于缺血性心脏病、冠状动脉粥样硬化性心脏病；扩张型心肌病和肥厚型心肌病均可见 7436 位点的缺失等。心肌细胞内 mtDNA 突变发生率随年龄增大而升高，这种趋势在 35 岁以后更明显。这是由于年老后冠状动脉硬化，使心肌缺血缺氧，mtDNA 易发生突变，突变后线粒体功能受到影响，反过来加重心肌缺氧，呈恶性循环趋势。

 案例 8-1

　　患者，女，48 岁，出现进行性眼外肌麻痹、视网膜色素变性、听力下降、心脏传导功能障碍、共济失调等症状。其病因可能与患者细胞内线粒体的基因缺失有关。

问题：1. 该患者可能患哪种线粒体遗传病？

　　　2. 线粒体基因突变类型有哪些？

（六）线粒体脑肌病

线粒体脑肌病（Kearns-Sayre syndrome，KSS）以进行性眼外肌麻痹、视网膜色素变性、心肌病为主要临床症状，患者还具有心脏传导功能障碍、听力丧失、共济失调、痴呆等症状，常在婴儿、儿童或青春期发病，病程进展较快，多数患者在确诊后几年内死亡。

KSS 主要是由 mtDNA 的缺失引起的，一般缺失长度为 0.5 ～ 8.0kb，最常见的类型是 5.0kb 的普遍缺失。缺失多发生在重链和轻链两个复制起始点之间，缺失区两侧有同向重复序列。缺失的 mtDNA 具有明显的复制优势，缺失型 mtDNA > 60% 可抑制线粒体翻译，使酶活性下降。KSS 病情严重程度取决于缺失型 mtDNA 的异质性水平和组织分布。异质性程度低时，仅表现为眼外肌麻痹，肌细胞中缺失型 mtDNA > 85% 时，表现为严重的 KSS。

（七）衰老

人类的衰老与 mtDNA 的渐进性损伤和线粒体功能障碍密切相关。线粒体在正常氧化磷酸化的过程中会产生大量的氧自由基。在正常生理状态下，机体自身的防御系统如超氧化物歧化酶、过氧化氢酶、过氧化物酶等可及时清除产生的氧自由基。随着年龄的增加，机体抗氧化防御系统作用减弱，线粒体内氧自由基不能有效地被清除而累积，从而导致线粒体的氧化性损伤，包括生物膜损伤、破坏核苷酸类辅酶及 mtDNA 损伤等，而这些损伤可导致线粒体功能障碍，氧自由基渗漏增加，酶活性降低，造成恶性循环，进一步加速机体衰老。

衰老也与线粒体氧化磷酸化酶活性降低及分裂终末的组织中突变 mtDNA 的积累密切相关。mtDNA 突变类型包括缺失、点突变、插入、重复等，在衰老组织中可几种同时存在，大大增加突变型 mtDNA 的比例。突变型 mtDNA 可累及脑、心肌、肝、肾、肺、骨骼肌等多种组织器官，积累到一定程度时，线粒体发生生物学变化，生成的能量低于维持正常细胞功能的阈值，致使细胞死亡，引起衰老和多种老年退化性疾病。

（八）帕金森病

帕金森病（Parkinson disease，PD）又称震颤麻痹，是一种进展性的中枢神经系统变性疾病，患者表现为运动失调、震颤、肌强直、动作迟缓等，同时可伴有抑郁、便秘和睡眠障碍等非运动症状，少数患者有痴呆症状。患者的脑组织特别是黑质中存在一段 4977bp 长度的 DNA 缺失，缺失区域从 *ATPase8* 基因延续到 *ND5* 基因，结果导致多种组织细胞内的线粒体复合体Ⅰ、Ⅱ、Ⅲ甚至Ⅳ都存在功能缺陷，进而引起神经元中能量代谢障碍。

（九）肿瘤

肿瘤与 mtDNA 突变有关，不同类型的 mtDNA 突变可通过改变细胞能量产量、提高线粒体氧化压力或调控凋亡等途径引起肿瘤。此外，某些因素的作用可使 mtDNA 游离出线粒体膜外（如细胞内线粒体受损伤崩解），而细胞内核酸降解酶活性下降，不能有效地清除游离于胞质中的 mtDNA，mtDNA 有可能像致瘤病毒那样通过核膜，随机整合到核 DNA 中，激活细胞癌基因或抑制肿瘤抑制基因，使细胞增殖分化失控，导致癌变。

（十）冠心病

冠状动脉狭窄、心肌细胞缺血和反复低血氧等可使 mtDNA 出现不可逆损害，产生永久性心肌细胞氧化功能障碍，而 mtDNA 突变导致线粒体功能障碍，可进一步加重心肌缺血缺氧，因此，心肌缺血与 mtDNA 突变互为因果关系。冠心病患者 mtDNA 5.0kb 片段的缺失是正常人的 7～220 倍，7.4kb 片段和 10.4kb 片段的缺失率也比正常人高。

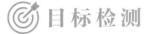
目标检测

A₁ 型题

1. 关于 mtDNA 遗传学特征的说法正确的是（　　）
   A. 线粒体遗传密码与通用密码完全相同
   B. mtDNA 突变率很低
   C. 线粒体遗传都遵循母系遗传
   D. 大多数人类细胞的 mtDNA 都具有异质性
   E. 线粒体遗传只受核基因组遗传系统控制

2. 关于线粒体异质性描述错误的是（　　）
   A. 指同一组织或细胞中具有不同 mtDNA 的现象
   B. 同一细胞甚至同一线粒体内有不同的 mtDNA 拷贝
   C. 同一个体在不同的发育时期产生不同的 mtDNA
   D. 不同组织中异质性水平的比例和发生率各不相同
   E. mtDNA 的异质性仅表现在编码区

3. mtDNA 突变率高的原因不包括（　　）

   A. 缺乏有效的修复能力
   B. 基因排列紧凑
   C. 易受氧化损伤
   D. 缺乏组蛋白保护
   E. 复制频率过低

4. 下列不属于线粒体遗传病的是（　　）
   A. 苯丙酮尿症
   B. 帕金森病
   C. 肌阵挛性癫痫伴破碎红纤维综合征
   D. 线粒体脑肌病
   E. 莱伯遗传性视神经病变

（谢玲林）

第9章
人类生化遗传病

基因发生突变，导致生物大分子生物合成和生化代谢途径的异常改变而引起的疾病称为生化遗传病（biochemical genetics disease），包括分子病和遗传性酶病。

第1节 分 子 病

分子病（molecular disease）的概念由 Pauling 于 1949 年在研究镰状细胞贫血时首先提出，其是由于基因或 DNA 分子的缺陷，致使细胞内 RNA 及蛋白质合成出现异常，人体结构与功能随之发生变异的一类疾病。根据异常蛋白质功能和分布不同，分子病主要包括血红蛋白病、血浆蛋白病、胶原蛋白病、受体蛋白病等。近年来随着现代医学进入分子医学时代，一些非遗传性疾病也被列入分子病之中。

一、血红蛋白病

血红蛋白（hemoglobin，Hb）是红细胞中具有重要生理功能的蛋白质，血红蛋白分子结构或合成量异常引起的疾病称为血红蛋白病（hemoglobinopathy）。

血红蛋白病是人类单基因遗传病中研究较为深入、透彻的一组分子病，常见有异常血红蛋白病和地中海贫血。它们的发生都由珠蛋白基因突变或缺陷所致，前者表现为血红蛋白的珠蛋白肽链结构异常；后者是珠蛋白肽链合成速率降低，导致 α 链和非 α 链合成不平衡，临床表现为溶血性贫血。全世界至少有 1.5 亿人携带血红蛋白病基因，主要分布于非洲、地中海地区和东南亚，我国南方的发病率较高。

（一）正常血红蛋白分子的结构及发育变化

1. 血红蛋白的分子结构　血红蛋白是血液中红细胞运输氧气和二氧化碳的载体，是由珠蛋白肽链和血红素辅基构成的结合蛋白。珠蛋白肽链分为类 α 链和类 β 链，类 α 链包括 α 链和 ζ 链，由 141 个氨基酸组成；类 β 链包括 ε、$^G\gamma$、$^A\gamma$、β 和 δ 链，由 146 个氨基酸组成。一条珠蛋白肽链和一个血红素辅基结合构成一个单体，血红蛋白分子是由两对单体组成的球形四聚体，其中一对单体由两条相同的类 α 链各结合一个血红素组成；另一对单体则由两条相同的类 β 链各结合一个血红素组成（图9-1）。

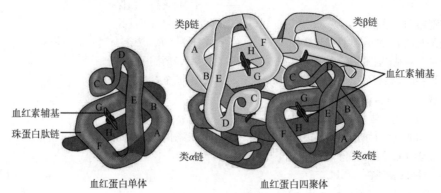

图 9-1　血红蛋白的结构

2. 不同发育阶段人体血红蛋白的组成　在人体发育的不同阶段，类 α 链和类 β 链的不同组合，构成了人类常见的几种血红蛋白（表 9-1）。

表 9-1　不同发育阶段人体血红蛋白的组成

发育阶段	血红蛋白	分子组成	发育阶段	血红蛋白	分子组成
胚胎	Hb Gower Ⅰ	$\zeta_2\varepsilon_2$	成人	Hb A（95% 以上）	$\alpha_2\beta_2$
胚胎	Hb Gower Ⅱ	$\alpha_2\varepsilon_2$	成人	Hb A$_2$（2.0% ~ 3.5%）	$\alpha_2\delta_2$
胚胎	Hb Portland	$\zeta_2{}^G\gamma_2$、$\zeta_2{}^A\gamma_2$	成人	Hb F（小于 1.5%）	$\alpha_2{}^G\gamma_2$、$\alpha_2{}^A\gamma_2$
胎儿（8 周至出生）	Hb F	$\alpha_2{}^G\gamma_2$、$\alpha_2{}^A\gamma_2$	—	—	—

不同发育阶段人体血红蛋白的组成不同，其合成呈现严格的消长过程。在胚胎发育早期，首先合成 ζ 链和 ε 链，大约同时或稍晚合成 α 链和 γ 链。由这些肽链组合成 Hb Gower Ⅰ（$\zeta_2\varepsilon_2$）、Hb Gower Ⅱ（$\alpha_2\varepsilon_2$）、Hb Portland（$\zeta_2\gamma_2$）及 HbF（$\alpha_2\gamma_2$），HbF 是胎儿期的主要血红蛋白。胚胎发育到第 8 周时 ζ 链和 ε 链合成停止，逐渐消失；γ 链合成达到最高峰，同时开始合成 β 链，36 周以后 β 链合成速率迅速增高，γ 链合成速率降低；出生后不久大致合成等量的 β 链和 γ 链；出生后 3 个月 β 链合成速率加快，γ 链合成迅速降低。因此，成人血中 HbF 含量极少，主要是 HbA，其次是 HbA$_2$。不同的血红蛋白，其携氧、释氧的能力不同，因此，珠蛋白基因在不同发育阶段的特异性表达，对维持机体正常的生理功能具有重要意义。

　案例 9-1

患儿，刚出生时正常，3 ~ 4 个月后出现头晕、乏力等症状及黄疸，6 个月后可见肝、脾大，发育迟缓。其母亲的弟弟和大伯有镰状细胞贫血。血常规显示贫血，镰变试验可见大量镰状红细胞，血红蛋白分析发现血红蛋白 S。

问题：1. 该患儿诊断为什么疾病？

2. 该病的发病机制是什么？

（二）常见的血红蛋白病

1. 异常血红蛋白病　指珠蛋白基因突变导致珠蛋白肽链结构发生异常，血红蛋白功能改变而引起的疾病。较常见具有临床意义的有镰状细胞贫血、遗传性高铁血红蛋白症等。

（1）镰状细胞贫血　是此类疾病的典型代表，它是人类发现的第一种血红蛋白病。其遗传方式为常染色体隐性遗传。该病是由于编码血红蛋白 β 链的基因发生点突变，从正常的 A 变为 T，使 β 链 N 端的第 6 位密码子由 GAG 变成了 GTG，其编码的氨基酸由谷氨酸变成缬氨酸，导致正常的血红蛋白（HbA）变成了异常的血红蛋白（HbS）。患者体内存在含 HbS 的红细胞，在氧分压低时，扭曲成镰刀状，镰状红细胞变形性降低，很难通过微循环，使血液黏度增加，容易阻塞局部血液循环，引起骨骼肌、脾、肺等器官缺血、缺氧，甚至坏死（图 9-2）。同时镰状红细胞通过狭窄毛细血管时易破裂，引起溶血性贫血。纯合子症状严重，为镰状细胞贫血；

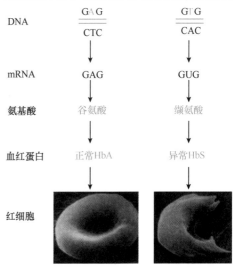

图 9-2　镰状细胞贫血的发病机制

杂合子一般不表现临床症状，为镰状细胞性状，但偶有轻度贫血。

（2）遗传性高铁血红蛋白症 又称血红蛋白 M（HbM）病，呈常染色体显性遗传。由于血红蛋白肽链上某个能与血红素中的铁原子结合的特定氨基酸被其他氨基酸取代，部分血红素的二价铁离子（Fe^{2+}）变成高价铁离子（Fe^{3+}），形成高铁血红蛋白，血红素丧失了与氧结合的能力，导致组织缺氧，出现发绀和继发性红细胞增多。杂合子 HbM 的含量通常在 30% 内，可出现发绀症状。

2. 地中海贫血 又称珠蛋白生成障碍性贫血，由于编码珠蛋白链的基因缺失或突变导致某种珠蛋白肽链合成障碍，出现肽链数量的不平衡，引起溶血性贫血。根据合成障碍的肽链不同分为 α 地中海贫血和 β 地中海贫血两类。

（1）α 地中海贫血 是指 α 珠蛋白基因突变，导致 α 珠蛋白链的合成部分或全部缺乏而产生的遗传性溶血性贫血。该病主要分布在热带和亚热带地区，在我国南方常见，发病率为 2.64%。不同类型的 α 地中海贫血患者，体内缺失（或缺陷）的 α 珠蛋白基因数目各不相同，缺失的 α 珠蛋白基因越多，病情越严重。常见有以下几种（表 9-2）。

表 9-2 α 地中海贫血的类型

名称	基因型简写	α 链的合成率	缺失或失活的 α 珠蛋白基因数目	临床表现
巴氏胎儿水肿综合征	--/--	0	4	胎儿缺氧，水肿致死
血红蛋白 H 病	α-/--	25%	3	中度溶血性贫血
标准型（轻型）α 地中海贫血	α-/α- αα/--	50%	2	轻度溶血性贫血或贫血不明显
静止型 α 地中海贫血	α-/αα	75%	1	无溶血性贫血等临床症状

（2）β 地中海贫血 是由于 β 珠蛋白基因异常或缺失，以血红蛋白 β 珠蛋白链合成减少（β^+）或缺失（β^0）为特征的遗传性溶血性贫血。患者 11 号染色体上的两个 β 珠蛋白基因缺失或失活，不能合成 β 珠蛋白链者为 β^0 地中海贫血；基因异常，但能合成少量 β 珠蛋白链则称 β^+ 地中海贫血。临床上根据患者溶血性贫血的严重程度，将 β 地中海贫血分为重型、中间型和轻型三种类型（表 9-3）。

表 9-3 β 地中海贫血类型

临床类型	基因型	合成 β 珠蛋白链	Hb	临床表现
重型	β^0/β^0，β^+/β^+，β^0/β^+，$\delta\beta^0/\delta\beta^0$	无或少	无或少量 HbA，HbF 增多	严重贫血，依赖输血，地中海贫血面容
中间型	β^+/β^+（伴 HbF 升高），$\beta^+/\delta\beta^+$	少	少量 HbA，HbF 明显增多	中度贫血，可不输血
轻型	β^0/β^A，$\beta^0/\delta\beta^A$，β^+/β^A	较多	多数为 HbA	轻度贫血或无症状

注：$\delta\beta$ 为融合基因。

二、血浆蛋白病

血浆蛋白病是由血浆蛋白遗传性缺陷引起的一组疾病，以血友病较常见。血友病是一类遗传性凝血功能障碍的出血性疾病，主要包括血友病 A、血友病 B、血友病 C，其中血友病 A 发病率较高，血友病 C 罕见。

血友病 A 又称甲型血友病或第Ⅷ因子缺乏症，呈 X 连锁隐性遗传。男性发病率 1/10 000 ～ 1/5000，约占血友病总数的 85%。患者主要表现为反复自发性出血或轻微损伤后出血不止，并出现因出血引起的压迫症状和并发症。本病多为慢性持续性出血，大出血罕见。出血部位广泛，体表和体内任何部分均可出血，可累及皮肤、黏膜、肌肉或器官等，关节多次出血可导致关节变形，颅内出血可导致死亡。

血友病 A 是因抗血友病球蛋白（AHG，构成凝血因子Ⅷ的组分之一）遗传缺陷所致。其基因位于 Xq28，长约 186kb，占 X 染色体的 0.1%，由 26 个外显子和 25 个内含子组成。近年发现约 45% 的重型血友病 A 患者是由编码 AHG 的基因第 22 内含子的分子重排，引起倒位所致。目前，对血友病 A 的预防主要是产前诊断，减少患儿的出生。输入凝血因子Ⅷ替代是目前本病的主要治疗方法。

血友病 B 是由于凝血因子Ⅸ缺乏或其凝血功能降低所致的凝血障碍性疾病。其临床症状与血友病 A 基本相同，但发病率较低，为 1.0/100 000 ～ 1.5/100 000，呈 X 连锁隐性遗传。人类凝血因子Ⅸ基因定位于 Xq27，全长 35kb，由 8 个外显子和 7 个内含子组成，成熟的凝血因子Ⅸ由 415 个氨基酸构成。

血友病 C 是血浆凝血因子Ⅺ缺乏引起的凝血障碍疾病，呈常染色体隐性遗传，基因定位于 15q11。本病症状较血友病 A 和血友病 B 轻。

三、胶原蛋白病

胶原蛋白占人体蛋白质总量的 20% 以上，是人体中含量最丰富的蛋白质。在不同的组织中分别由成纤维细胞、平滑肌细胞、成骨细胞、软骨细胞和某些上皮细胞合成分泌。胶原蛋白分子是由三条相同或不同的 α 多肽链（$α_1$、$α_2$、$α_3$）缠绕而成的螺旋结构，每条 α 链约有 1000 个氨基酸残基，并含有较多的甘氨酸、脯氨酸及羟脯氨酸。

结缔组织病也称胶原蛋白病，是由于胶原蛋白基因转录和翻译过程中的缺陷或翻译后多种修饰酶缺陷引起的一类分子病，主要包括马方（Marfan）综合征、成骨不全等。

（一）马方综合征

马方综合征的群体发病率约 4/100 000。本病的典型表现为弹力纤维缺损，亦有胶原（蛋白）代谢异常，是一种以结缔组织缺陷为基本病变的遗传性疾病，呈常染色体显性遗传。Dietz 等将本病基因定位于 15q15—q21.3，其特征是周围结缔组织营养不良、骨骼异常、眼部疾病和心血管异常。结缔组织纤维异常，尤以骨骼和心血管系统更为显著，患者躯体长骨细长，身高超过 180cm，呈高瘦型，手指和脚趾细长呈蜘蛛脚样，胸部凹陷或呈舟状，升主动脉扩张，慢性主动脉夹层瘤形成，心脏瓣膜呈黏液性水肿性改变等，病理改变以心血管系统最显著，并具有代表性。

（二）成骨不全

成骨不全是一组因Ⅰ型胶原异常而引起的遗传异质性疾病，患者表现为骨质疏松、易骨折并伴有骨骼畸形等症状。其患病率约为 1/15 000，是常见的常染色体显性遗传病。成骨不全可分为 4 种类型，较常见的是Ⅰ型和Ⅱ型（表 9-4）。

表 9-4　成骨不全的类型

类型	临床特征	分子变化	遗传缺陷
Ⅰ型	轻型：蓝巩膜、易骨折但无骨畸形	Ⅰ型胶原结构正常但减少 50%	突变致 Proα1（Ⅰ）mRNA 合成量下降
Ⅱ型	围生致死型：严重骨折畸形、黑巩膜、生后一周内死亡	Ⅰ型胶原结构变异（特别是羧基端）	编码甘氨酸的密码突变（包括 α1 或 α2 基因）
Ⅲ型	进行性畸变：进行性骨畸变、畸形蓝巩膜、听觉丧失	Ⅰ型胶原结构变异（特别是氨基端）	同Ⅱ型
Ⅳ型	正常巩膜性畸变：轻度畸形、矮小、听觉丧失	同Ⅲ型	①同Ⅱ型；②α2 基因外显子跳跃突变

四、受体蛋白病

受体是位于细胞膜、细胞质或细胞核内的一类能识别生物活性分子并与之结合，介导细胞信号转导功能的蛋白质，由这类蛋白的遗传性缺陷导致的疾病称为受体蛋白病。家族性高胆固醇血症属于受体蛋白病，为常染色体显性遗传。

低密度脂蛋白（LDL）是运输胆固醇的主要脂蛋白，其主要功能是将胆固醇转运到外周组织。正常情况下，LDL 与细胞膜上的 LDL 受体结合后，被细胞内吞，进入溶酶体并被水解，释放出游离胆固醇，游离胆固醇可被细胞利用合成激素或重新酯化贮藏，还可形成负反馈抑制细胞胆固醇合成。若 LDL 受体缺陷，将导致血浆中 LDL 升高，患者出现高胆固醇血症及动脉粥样硬化。

第 2 节　遗传性酶病

遗传性酶病（hereditary enzymopathy）是指由基因突变导致酶失活或活性改变引起的遗传病，又称酶蛋白病、遗传性代谢缺陷、先天性代谢缺陷。迄今已明确酶缺陷的遗传性酶病有 200 多种，大多为常染色体隐性遗传。

一、发 病 机 制

人体正常代谢是由许多代谢反应交织成网而形成的平衡体系，代谢反应需要酶参与调节。如果基因发生突变，引起酶缺乏或活性异常，便会影响相应的代谢反应，打破正常的平衡，引起某种代谢过程的紊乱或中断而致病。

人体某代谢过程中，A 底物在一系列酶（E_{AB}、E_{BC}、E_{CD}）的催化下，经中间产物（B、C），最终变成终产物 D。这三个代谢步骤各自需要一种酶的催化才能顺利进行，而这三种酶是在三种基因 *AB*、*BC* 和 *CD* 的控制下，通过 mRNA 指导合成的。如果基因 *CD* 发生突变，变为 *C/D*，则突变基因 *C/D* 转录的 mRNA 便失去了原有的功能，不能指导正常酶的合成。这时 A → B 及 B → C 两个步骤可以正常进行，而 C → D 这步反应因酶的缺陷不能顺利进行或完全停止，结果造成代谢中间产物 C 在体内大量累积，引起自身中毒；代谢中间产物 B 及底物 A 也会因 C 的积累而累积；代谢终产物 D 缺乏，而 D 又是机体所必需的，从而引起一些相应的临床症状等。代谢中间产物的累积，又可引起底物 A 或中间产物 B 发生代谢转向，造成代谢紊乱发生疾病（图 9-3）。

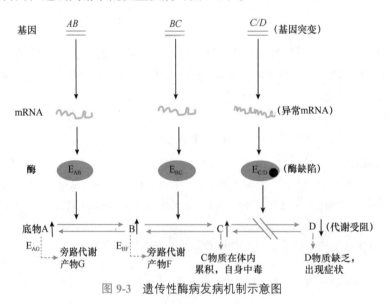

图 9-3　遗传性酶病发病机制示意图

二、常 见 疾 病

根据酶缺陷对机体代谢的影响不同，将遗传性酶病分为氨基酸代谢缺陷病、糖代谢缺陷病、核酸代谢缺陷病等类型。

（一）氨基酸代谢缺陷病

参与氨基酸代谢的酶的遗传性缺陷，可使体内氨基酸代谢异常而产生氨基酸代谢缺陷病。常见的有苯丙酮尿症、白化病、尿黑酸尿症等。

1. 苯丙酮尿症（phenylketonuria，PKU）　在我国的发病率约为 1/16 500，致病基因定位于 12q24.1。本病首次发现于 1934 年，因患者尿中排泄大量苯丙酮酸而得名。由于苯丙氨酸羟化酶（PAH）基因突变使患者肝脏内 PAH 缺乏，苯丙氨酸不能转变为酪氨酸而转化为苯丙酮酸、苯乳酸和苯乙酸等并在体内累积，导致血液和尿液中苯丙氨酸及其衍生物排出增多（图 9-4）。临床上表现为智力发育迟缓；皮肤、毛发和虹膜色素减退；患儿尿液、汗液有特殊的鼠尿样腐臭味；多数患者表现为肌张力亢进，共济失调，震颤，出现不随意运动，易激动，甚至惊厥；严重者呈典型大脑瘫痪。

本病以预防为主，早诊断、早治疗。目前我国已经开展对新生儿做 PKU 筛查的工作。一经确诊，须限制患儿食物中苯丙氨酸的含量，使其血液中苯丙氨酸浓度控制在 20 ～ 100mg/L，但此法在患儿出生 3 个月内有效，6 个月以后无效，低苯丙氨酸饮食至少应维持到 6 岁，甚至要终生维持。早期治疗可有效防止患儿发生智力低下。

2. 白化病　是由酪氨酸酶缺乏引起的一种遗传性代谢缺陷，患者的隐性纯合致病基因导致酪氨酸酶缺乏，不能有效地催化酪氨酸转变为黑色素前体，导致代谢终产物黑色素缺乏，出现白化症状。该病发病率为 1/20 000 ～ 1/10 000，致病基因位于 11q14—q21。患者皮肤呈白色或淡红色，日晒皮肤易灼伤，易患皮肤癌；毛发呈银白或淡黄色，虹膜和脉络膜不含色素，因而虹膜和瞳孔呈淡红色，畏光，部分患者有屈光不正、眼球震颤、视敏度下降等。个别患者表现为局部性白化，出现白斑。该病患者要避光防晒，以防止皮肤角化和癌变。

3. 尿黑酸尿症　是由尿黑酸氧化酶缺乏引起的一种遗传性代谢缺陷，致病基因位于 3q21—q23。患者尿黑酸氧化酶缺乏，使尿黑酸积聚在血液中，部分随尿液排出后被氧化，使尿液呈黑色。患儿出生时一般无明显症状，但尿液会变黑，20 岁以后在巩膜、耳部、鼻、双颊出现弥漫性色素沉积，呈灰黑色或褐色，称褐黄病；由于尿黑酸多聚物长期沉积于组织中，尤其是软骨和关节内，形成变性关节炎。该病防治主要是限制苯丙氨酸和酪氨酸的摄入，口服维生素 C。

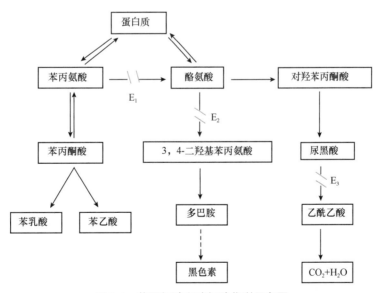

图 9-4　苯丙氨酸和酪氨酸代谢示意图

E_1：苯丙氨酸羟化酶；E_2：酪氨酸酶；E_3：尿黑酸氧化酶

（二）糖代谢缺陷病

常见的糖代谢缺陷病包括半乳糖血症、糖原贮积症和葡萄糖 -6- 磷酸脱氢酶（G6PD）缺乏症等。

1. 半乳糖血症　正常情况下，乳类所含乳糖经消化道乳糖酶分解产生葡萄糖和半乳糖，半乳糖先后经半乳糖激酶和半乳糖 -1- 磷酸尿苷酰转移酶（GPUT）催化，生成 1- 磷酸半乳糖和 1- 磷酸葡萄糖，供组织细胞进一步代谢利用。

本病致病基因位于 9p13，呈常染色体隐性遗传，发病率约为 1/50 000。因半乳糖 -1- 磷酸尿苷酰转移酶基因缺陷使该酶缺乏，患儿出生几天后即出现症状，主要表现为对乳糖不耐受，哺乳后呕吐、腹泻、烦躁不安，继而出现白内障、肝硬化、黄疸、腹水、智力障碍等。新生儿筛查可早期诊断，确诊后应立即停乳，代之豆浆等。

2. 糖原贮积症（glycogen storage disease，GSD）　是一类比较罕见的遗传代谢病。此病多数是由于糖原分解酶缺乏，糖原在组织中分解障碍而沉积过多；极少数则是由于糖原合成酶缺乏，表现为组织中糖原储存过少。本病累及多种器官组织，主要为肝脏、肾脏、心脏和肌肉，大多表现为低血糖。现已发现 13 种糖原贮积症，以 I 型最为常见。

糖原贮积症 I a 型又称 von Gierke 病或肝肾型糖原贮积症，由 von Gierke 于 1929 年首次报道。患者肝、肾和肠组织完全缺乏葡萄糖 -6- 磷酸酶，在新生儿和婴儿早期，有易激怒、发绀、喂养困难、肝肾大伴低血糖及酸中毒等症状；患儿 5～6 岁以后以出血、感染为主要症状。本病为常染色体隐性遗传，男女均可发病。致病基因 GSD1 定位于 17q21，长 12.5kb，包含 5 个外显子，第 2 个外显子 88 位密码子由 CGC 突变为 TGC，使相应氨基酸由精氨酸变为半胱氨酸，导致糖原贮积症。

链接

吃蚕豆会引起蚕豆病吗？

蚕豆病又称葡萄糖 -6- 磷酸脱氢酶缺乏症，此酶缺乏的后果是影响还原型烟酰胺腺嘌呤二核苷酸磷酸（NADPH）的生成，红细胞变形性降低甚至破裂，患者出现血红蛋白尿、黄疸、贫血等急性溶血反应。该病的发病机制被我国著名遗传学家杜传书在 1961 年证实。一般情况下，患者不会发病，但当患者食用新鲜蚕豆及其制品、直接接触蚕豆花粉或服用伯氨喹类药物时，红细胞被大量破坏，发生溶血。

（三）核酸代谢缺陷病

由于核酸代谢酶的遗传缺陷，体内核酸代谢异常而产生的疾病称核酸代谢缺陷病。主要包括着色性干皮病、莱施 - 奈恩综合征等。

1. 着色性干皮病　呈常染色隐性遗传，发病率为 1/250 000。由患者体内缺乏核酸内切酶而致病，出生后到青少年期均可发病，表现为皮肤对阳光过敏，可出现红斑、水肿、色素沉着、干燥、角化过度及萎缩等皮损；部分患者智力落后及共济失调；易患鳞癌、恶性黑色素瘤等，并伴有免疫系统的异常。

2. 莱施 - 奈恩综合征　又称自毁性综合征、次黄嘌呤 - 鸟嘌呤磷酸核糖转移酶缺陷症，是一种由于次黄嘌呤 - 鸟嘌呤磷酸核糖转移酶（HGPRT）缺陷所致的疾病。

本病为 X 连锁隐性遗传，致病基因位于 Xp26—p27.2。HGPRT 是体内核酸补救合成途径的关键酶，它的缺陷使次黄嘌呤、鸟嘌呤向相应核苷酸的转化受阻，底物在体内堆积，特别是在神经系统中堆积，引起发病。患者一般为男性，出生 3～4 个月开始出现神经系统症状，表现为激惹不安，烦躁，运动发育迟缓；约 1 岁后出现舞蹈样手足徐动，肌张力高，下肢呈剪刀样交叉；2～3 岁起，表现为强迫性自我摧残行为，精神发育迟滞；同时伴高尿酸症、血尿、痛风等症状。患者大多儿童期死于感染或肾衰竭，很少活至 20 岁以后。

目标检测

A₁ 型题

1. 血友病 A 和血友病 B 的遗传方式都属于（　　）
   - A. 常染色体显性遗传
   - B. 常染色体隐性遗传
   - C. X 连锁显性遗传
   - D. X 连锁隐性遗传
   - E. Y 连锁遗传

2. 对镰状细胞贫血说法错误的是（　　）
   - A. 基因突变是 A 变成了 T
   - B. 红细胞由圆饼状变成了镰刀状
   - C. 谷氨酸变成了赖氨酸
   - D. 镰状红细胞变形性降低
   - E. 正常的血红蛋白 A 变成了异常的血红蛋白 S

3. 患儿一旦确诊苯丙酮尿症，饮食治疗的选择是（　　）
   - A. 立即给予低苯丙氨酸饮食
   - B. 立即给予高苯丙氨酸饮食
   - C. 以豆制品及面米饮食为主
   - D. 以乳蛋等蛋白质含量较高食物为主
   - E. 适当控制苯丙氨酸摄入持续至成人

4. 白化病产生是由于患者体内缺乏（　　）
   - A. 酪氨酸酶　　　　　B. 苯丙氨酸羟化酶
   - C. 尿黑酸氧化酶　　　D. 核酸内切酶
   - E. 葡萄糖 -6- 磷酸脱氢酶

5. 半乳糖血症产生是由于患者体内缺乏（　　）
   - A. 酪氨酸酶
   - B. 苯丙氨酸羟化酶
   - C. 半乳糖 -1- 磷酸尿苷酰转移酶
   - D. 核酸内切酶
   - E. 葡萄糖 -6- 磷酸酶

6. 血友病 A 的致病机制是（　　）
   - A. 缺乏凝血因子Ⅷ，血液不能正常凝固
   - B. 葡萄糖 -6- 磷酸脱氢酶缺乏
   - C. 苯丙氨酸羟化酶累积过多
   - D. 尿黑酸氧化酶累积过多
   - E. 葡萄糖 -6- 磷酸脱氢酶过多

7. 下列属于受体蛋白病的是（　　）
   - A. 家族性高胆固醇血症
   - B. 糖原贮积症
   - C. 着色性干皮病
   - D. 马方综合征
   - E. 地中海贫血

（谢玲林）

第10章
肿瘤遗传学

肿瘤是机体在各种致癌因素作用下，细胞遗传物质发生改变、基因表达失常，细胞生长调控异常，细胞去分化并异常增殖而形成的非正常组织，常表现为局部肿块。肿瘤属于体细胞遗传病，根据肿瘤细胞正常生长调节功能、自主或相对自主生长能力、脱离致瘤环境后继续生长特征的存在与否，分为良性肿瘤、交界性肿瘤和恶性肿瘤。

肿瘤遗传学主要是应用遗传学的理论、技术与方法研究肿瘤发生、发展的遗传基础，癌基因的致病机制，以及肿瘤诊断、治疗和预防等。20世纪80年代初，遗传工程和哺乳动物细胞体外转化技术的应用、细胞癌基因的发现及其功能的逐渐阐明，使肿瘤遗传学的研究有了突破性的发展。肿瘤遗传学的研究不仅可以为肿瘤的发生提供理论基础，也可为恶性肿瘤的诊断和防治探索新的靶点和途径。

第1节　肿瘤发生的遗传因素

人类肿瘤是在环境因素与遗传因素的共同影响下发生的，其与遗传因素的关系主要有以下几种形式。

（一）肿瘤发生的种族差异

在不同种族中，某些肿瘤的发病率存在显著差异。例如，欧美国家乳腺癌发病率高，而日本、波罗的海沿岸国家胃癌的发生率显著高于其他国家；我国鼻咽癌的发病率高于美国人和日本人鼻咽癌的发病率，且不会因为中国人移居国外而降低；黑种人很少患皮肤癌、睾丸癌、尤因（Ewing）肉瘤；日本人松果体瘤发病率比其他种族高等。这种种族差异的基础主要是遗传因素的差异，可见肿瘤的发生与遗传因素密切相关。

（二）肿瘤的家族聚集现象

肿瘤的发生存在着家族聚集现象，主要表现为癌家族和家族性癌两个方面。

1. 癌家族　是指一个家系在几代中有多个成员发生同一器官或不同器官的恶性肿瘤。曾有报道，一个癌家族（G家族）系谱（部分见图10-1），共7代842名后代中，有95名癌症患者。其中患结肠腺癌（48人）和子宫内膜腺癌（18人）者占多数，13人为多发性肿瘤。这95人中，有19人的癌症发生于40岁前，72人的双亲之一患癌，男女患者比为47∶48，接近1∶1，符合常染色体显性遗传。

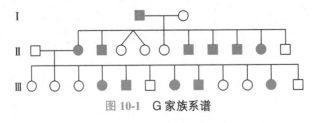

图10-1　G家族系谱

2. 家族性癌　是指一个家族内多个成员罹患同一类型的肿瘤，表现为一定程度的家族聚集现象，这与家族成员对这些肿瘤的遗传易感性增高有关，遗传方式不清，多为散发。例如，12%～25%的结肠癌患者有结肠癌家族史；乳腺癌、肠癌、胃癌等虽然通常是散发的，但部分患者有明显的家族史。

家族性癌症患者的一级亲属发病率通常比一般人群高 3～5 倍。

另外，同卵双生者患肿瘤的一致率非常高，甚至在同一部位患同一类型肿瘤，这些都说明遗传因素在肿瘤发生中的作用。

（三）单基因病、多基因病与肿瘤

多数肿瘤是遗传因素与环境因素相互作用的结果；但也有一些肿瘤是一对等位基因突变所导致的，通常以孟德尔遗传方式传递，遗传因素起决定作用，如视网膜母细胞瘤、肾母细胞瘤、神经母细胞瘤、结肠多发性腺瘤性息肉等都属于单基因遗传病。

大多数肿瘤为多基因遗传病，如乳腺癌、胃癌、肺癌、前列腺癌、子宫颈癌等。这些肿瘤的发生是遗传因素和环境因素共同作用的结果。环境和生活习惯是重要的诱发因素，如吸烟是肺癌重要的危险因素，发霉玉米中的黄曲霉素可诱发原发性肝癌，紫外线可诱发皮肤癌等。患者的一级亲属发病率显著高于群体的发病率。

（四）肿瘤的遗传易患性

遗传因素不决定肿瘤的发生，只决定肿瘤的易患性，即由遗传因素决定个体易患肿瘤的倾向，并非直接引起细胞癌变。患者可能因为环境因素的影响，由生化、免疫和细胞分裂等机制诱发肿瘤。即易患性高的个体，在环境因素的影响下容易发生某种肿瘤。如着色性干皮病患者，在日光暴晒下易发生皮肤癌或黑色素瘤，患者由于 DNA 内切酶缺乏，不能修复因紫外线造成的 DNA 损伤从而导致细胞发生癌变。

第 2 节　肿瘤发生的遗传机制

一、单克隆起源假说

人体细胞处于不断的分裂增生和新旧更替之中，在这一过程中不可避免地发生体细胞突变，其中一部分会导致恶变细胞的产生，获得了增殖优势的恶变细胞最终有可能形成肿瘤，在此基础上，产生了肿瘤起源的单克隆假说。该假说认为，肿瘤是由单一突变细胞增殖而来的，即肿瘤是单一突变细胞的单克隆增殖细胞群。肿瘤的细胞遗传学研究证实，几乎所有肿瘤都是单克隆起源，都起源于一个前体细胞，最初是一个细胞的一个关键基因突变或一系列相关事件导致其向肿瘤细胞转化，随后产生不可控制的细胞增殖，最终形成肿瘤。

二、二次突变假说

1971 年，Alfred Knudson 在研究视网膜母细胞瘤的发病机制时，提出了著名的二次突变假说。该假说认为，一些细胞的恶性转化需要两次或两次以上的突变，第一次突变可能发生在生殖细胞或由父母遗传得来，为合子前突变，也可能发生在体细胞；第二次突变均发生在体细胞。例如，遗传性视网膜母细胞瘤发病早，多为双侧或多发。遗传性视网膜母细胞瘤的 *Rb1* 基因，正常情况下控制着视网膜母细胞的正常发育和分化，基因型为 *RbRb* 的个体，生殖细胞发生一次突变（第一次突变）后，其中一个 *Rb* 突变成 *rb*，其后代的基因型为 *Rbrb*，不发病，出生后只有再次发生基因突变或染色体缺失（第二次突变），使视网膜母细胞中的另一个等位基因 *Rb* 突变成 *rb* 或缺失，形成 *rbrb* 的纯合子或 *rb* 半合子，才会导致视网膜母细胞瘤的发生（图 10-2）。这种事件较易发生，使得这种肿瘤的发生常具有家族性、

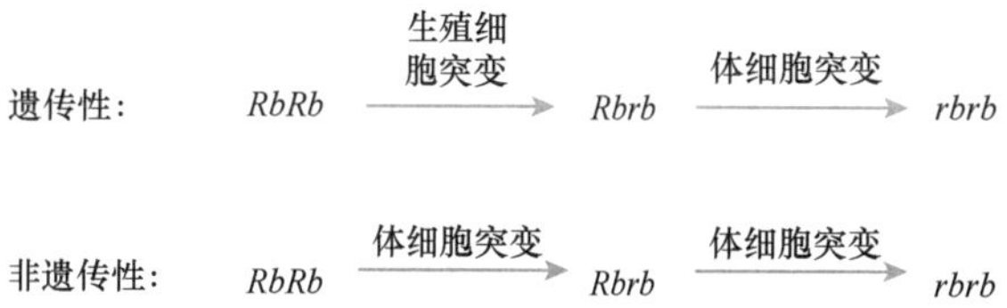

图 10-2　视网膜母细胞瘤的二次突变学说

多发性、双侧性和早发性的特点。而非遗传性视网膜母细胞瘤的发生则需要同一个体细胞在出生后积累两次突变，并且两次都发生在同一基因座位，这种事件发生的概率很小，所以非遗传性肿瘤发病迟，并具有散发性、单发性和单侧性等特点。

三、癌基因与肿瘤抑制基因

分子遗传学的研究认为，肿瘤的发生与癌基因和肿瘤抑制基因有关，肿瘤可能是癌基因的激活与肿瘤抑制基因的失活共同作用的结果。

（一）癌基因

癌基因是一类存在于正常细胞内，对细胞的增殖起正调控作用，具有潜在的诱导细胞恶性转化特性、引起细胞无限增殖的基因，包括病毒癌基因和细胞癌基因。病毒癌基因是存在于病毒基因组中，可以使宿主细胞发生癌变的基因。细胞癌基因是指存在于正常细胞中，与病毒癌基因同源，但通常不被激活的基因，对维持细胞正常功能具有重要作用，是细胞正常生命活动不可缺少的基因，又称原癌基因。该基因本身并无致癌作用，但具有转化的潜能，在某些理化因素刺激下可激活，导致细胞癌变。

细胞癌基因激活的机制，一般分为以下四种。

1. 点突变　细胞癌基因与其相应的病毒癌基因或有活性的肿瘤癌基因（肿瘤细胞中的癌基因）的结构非常相似。受到理化致癌物质等诱导后，细胞癌基因可发生单个碱基的替换（点突变），成为有活性的癌基因，产生异常的基因产物；也可由点突变使基因摆脱正常的调控而过度表达，导致细胞恶性转化。

2. 获得外源启动子　一个强大的启动子（如长末端重复序列，LTR）插入到细胞癌基因的上游或下游，成为该细胞癌基因的强启动子。由于外源启动子的插入，细胞癌基因表达增强，从而出现强烈的致癌活性。

3. 基因扩增　细胞癌基因在基因组内大量扩增，造成细胞癌基因的过量表达，导致肿瘤发生。研究发现，在人体肿瘤细胞中扩增的细胞癌基因拷贝数可达正常细胞的数倍乃至数千倍。在肿瘤细胞中见到的双微体（无着丝粒的微小环状遗传结构）和染色体上的均质染色区（染色体显带染色时均匀无带纹的浅染色区的染色体片段）正是细胞癌基因 DNA 片段扩增的表现。在人类肿瘤中，约 95% 的患者有双微体或均质染色区（图 10-3）。

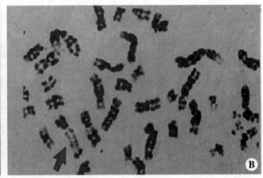

图 10-3　双微体（A）和均质染色区（B）

4. 染色体易位和重排　由于基因的易位和重排，染色体形成新的融合基因或者改变原有基因的表达调控，从而激活相应的细胞癌基因。如慢性粒细胞白血病、大多数伯基特淋巴瘤就是由于染色体易位导致重排，使其表达过高而引起。

（二）肿瘤抑制基因

肿瘤抑制基因又称抑癌基因、抗癌基因，是指正常细胞基因组中存在的一类抑制细胞过度生长、增殖、分化、侵袭、转移和促进凋亡等，从而遏制肿瘤形成的基因。当这类基因发生突变、缺失或失活时，可引起细胞恶性转化而导致肿瘤的发生。自 1986 年在人类视网膜母细胞瘤中首次发现肿瘤抑制基因 *Rb1* 以来，目前已经有 800 多种肿瘤抑制基因被发现，常见的有 *p53* 基因、*p16* 基因、*NF1* 基因、*BRCA1* 基因、*WT1* 基因、*APC* 基因、*VHL* 基因等，*p53* 基因的突变或缺失与很多人类肿瘤的发生有关。*Rb1* 基因突变除可引起视网膜母细胞瘤外，还可引起骨肉瘤、乳腺癌、前列腺癌、膀胱癌、胰腺癌等。

与同一个体的癌旁正常组织相比，肿瘤细胞的杂合性等位基因（或遗传多态标记）中的一个丢失，称为杂合性丢失。肿瘤抑制基因杂合性丢失是肿瘤细胞中普遍存在的现象。肿瘤抑制基因表达的产物主要是跨膜受体、胞质调节因子或结构蛋白、转录因子和转录调节因子、DNA 损伤修复因子、细胞周期抑制因子、凋亡诱导蛋白等。

四、肿瘤转移基因与肿瘤转移抑制基因

肿瘤转移是恶性肿瘤的基本生物学特征。近年研究发现，肿瘤转移与肿瘤转移基因和肿瘤转移抑制基因密切相关。肿瘤转移基因是肿瘤细胞中可诱发或促进肿瘤细胞本身转移的基因，这些基因编码产物主要为各种黏附因子、血管生成因子等。肿瘤转移抑制基因是一类能抑制肿瘤转移但不影响肿瘤发生的基因，能通过编码的蛋白酶直接或间接地抑制具有促进转移作用的蛋白，从而降低癌细胞的侵袭和转移能力，如 *nm23* 基因、*TIMP* 基因、*PAI* 基因等。

五、多步骤损伤学说

1983 年，Land 等研究发现，细胞的癌变至少需要两种致癌基因的联合作用，每一个基因的改变只完成其中的一个步骤，多基因、多步骤的变异最终完成癌变过程。此观点得到了进一步的证实，并逐渐发展形成了多步骤损伤假说，也称多步骤致癌学说或多次打击学说。肿瘤的发生是多步骤损伤积累的结果，涉及多种相关基因（包括癌基因和肿瘤抑制基因）的变异。由正常上皮细胞演化为结肠癌细胞的过程，大致可分为上皮细胞过度增生、早期腺瘤、中期腺瘤、晚期腺瘤、腺癌和转移癌六个阶段（图10-4），此过程依次涉及 5 号染色体长臂杂合性丢失和 *APC* 基因突变、DNA 去甲基化、*Kras* 基因突变、18 号染色体长臂杂合性丢失和 *DCC* 基因突变，以及 17 号染色体长臂杂合性丢失和 *p53* 基因突变，这为肿瘤的多步骤损伤学说提供了有力证据。

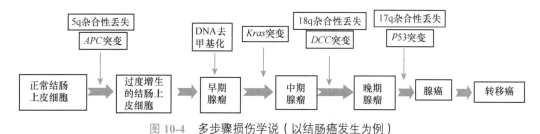

图 10-4 多步骤损伤学说（以结肠癌发生为例）

第 3 节 肿瘤的染色体异常

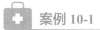 案例 10-1

患者，男，52 岁，因乏力、消瘦、左上腹饱胀不适伴腹痛就诊，白细胞（WBC）86×10^9/L，血红蛋白（Hb）86g/L，血小板（PLT）156×10^9/L；腹部彩超示脾大，肋下 5cm；骨髓检查示骨髓增生极度活跃，以粒系细胞为主，粒系细胞与红系细胞的比例明显增高，其中中性中幼粒、晚幼

粒和杆状核粒细胞明显增多，原始粒细胞7%，嗜酸性和嗜碱性粒细胞增多，红系细胞减少。染色体核型分析：46，XY，t（9；22）（q34；q11）/46，XY。*BCR-ABL1* 融合基因 *p210*：25.0857%，*p190* 及 *p230* 阴性。

问题：1. 该患者可诊断为什么疾病？

2. 该患者染色体发生了怎样的改变？

染色体异常是肿瘤细胞的特征之一，自20世纪60年代在慢性粒细胞白血病患者肿瘤细胞中发现了费城染色体（Ph染色体）起，肿瘤遗传学作为医学遗传学的一个分支发展迅速，在肿瘤的临床诊断、鉴别、预后和治疗等方面发挥了重要的作用。在同一个肿瘤中，各瘤细胞的染色体也不尽相同，甚至差别较大，大多数肿瘤可以见到一两个变异细胞群体占主导地位，但各细胞群体的百分比并不固定，也有少数肿瘤没有明显占主导地位的细胞群体，细胞变异较为分散。

一、肿瘤染色体异常的类型

（一）肿瘤染色体数目异常

人类正常体细胞为二倍体细胞，有46条染色体。肿瘤细胞的核型大多伴有染色体数目的改变，多是非整倍体变异，包括超二倍体、亚二倍体、亚三倍体、亚四倍体。大多数肿瘤染色体数目在二倍体左右或在三倍体和四倍体之间，实体瘤染色体数目多为三倍体左右，而癌性胸腔积液、癌性腹水中转移的癌细胞染色体数目变化更大，常超过四倍体，可以是六倍体、八倍体。不过，染色体数目变化的程度与肿瘤的恶性程度不成正比，数目变化小的癌细胞并不意味着恶性程度低。

（二）肿瘤染色体结构异常

人类肿瘤细胞的染色体结构异常包括易位、缺失、重复、倒位、环状染色体和双着丝粒染色体等类型。在各种理化因素作用下，染色体结构发生了断裂、易位重接，形成特殊结构的染色体，并且较多地出现在某种肿瘤的细胞内，称为标志染色体（marker chromosome）。

二、标志染色体的发现及其意义

标志染色体可分为非特异性标志染色体与特异性标志染色体两种。非特异性标志染色体只出现于少数肿瘤细胞，对整个肿瘤来说不具有代表性；特异性标志染色体是指经常出现在同一种肿瘤内的标志染色体，对该肿瘤具有代表性。

Ph染色体是一种特异性标志染色体。它首先由诺维尔（P.C.Nowell）和亨格福德（D.Hungerford）在美国费城从慢性粒细胞白血病（chronic myelocytic leukemia，CML）患者的外周血细胞中发现。Ph染色体是一种比G组染色体还小的近端着丝粒染色体，由22号染色体长臂缺失大段后剩余的部分易位到9号染色体长臂的末端形成（图10-5），核型多为t（9；22）（q34；q11）。约95%的CML患者为Ph阳性，因此Ph染色体常作为诊断CML的依据。有时Ph阳性先于临床症状出现，故又可用于CML的早期诊断；还可用于区别临床上症状相似但Ph阴性的其他血液病（如骨髓纤维化等）。Ph染色体出现率可随病情的转变而变化：病情严重，Ph染色体出现率高；如果病情好转，Ph染色体出现率下降甚至消失。故Ph染色体也可作为衡量治疗效果的指标之一，具有重要的临床意义。其他肿瘤的常见染色体异常见表10-1。

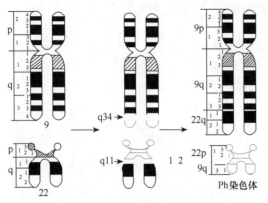

图10-5 Ph染色体的形成

表 10-1　其他肿瘤常见的染色体异常

疾病名称	染色体异常	疾病名称	染色体异常
伯基特淋巴瘤	t（8；14），t（2；8），t（8；22）	急性淋巴细胞白血病	t（11；14），+12
小细胞肺癌	t（8；14），t（4；11），+21	神经母细胞瘤	14q+，+12
卵巢乳头状腺癌	t（4；11），+12	肾母细胞瘤（Wilms 瘤）	t（6；14）
慢性淋巴细胞白血病	t（8；21），t（15；17），t（9；22）		

三、遗传性肿瘤综合征▲

由遗传性原因导致的染色体和基因异常,特别是常染色体上的基因受累,使某些肿瘤的发病率增加,称为遗传性肿瘤综合征（表 10-2）。根据患者受累基因的不同,可分为常染色体显性遗传的遗传性肿瘤综合征和常染色体隐性遗传的遗传性肿瘤综合征。

表 10-2　常见的遗传性肿瘤综合征

遗传性肿瘤综合征	受累基因	染色体定位	基因产物的功能	易患相关肿瘤
家族性视网膜母细胞瘤	Rb1	13q14.3	调节细胞周期、基因转录,结合转录因子 E2F（腺病毒 E2 基因启动子的激活因子）	视网膜母细胞瘤、骨肉瘤
结肠多发性腺瘤性息肉	APC	5q21	调节 β- 连环蛋白,结合微管	结直肠癌
利 - 弗劳梅尼（Li-Fraumeni）综合征	p53	17p12—13	转录因子、细胞周期的调控,DNA 修复,调节细胞分化、凋亡	肉瘤、乳腺癌、脑肿瘤、白血病
肾母细胞瘤（Wilms 瘤）	WT1	11p13	抑制转录	肾母细胞瘤
家族性黑素瘤	p16	9p21	CDK4 和 CDK6 的抑制物	黑素瘤、胰腺癌、非典型性黑痣
家族性乳腺癌 1	BRCA1	17p21	与 Rad51 蛋白质相互作用,修复双链 DNA 断裂	乳腺癌、卵巢癌
家族性乳腺癌 2	BRCA2	13q12	与 Rad51 蛋白质相互作用,修复双链 DNA 断裂	乳腺癌
着色性干皮病	XPA、XPB 等	9q34、2q21 等	DNA 修复解旋酶,核苷酸修复,对紫外线照射引起的 DNA 嘧啶二聚体的切除修复	皮肤癌、血管瘤、肺癌、胃癌、白血病等
毛细血管扩张性共济失调症	ATM	11q12	DNA 修复、诱导	淋巴瘤、白血病
布卢姆（Bloom）综合征	BLM	15q26.1	DNA 修复	白血病
范科尼（Fanconi）贫血	FACC，FACA	9q22.3、16q24.3	DNA 修复	急性白血病

（一）常染色体显性遗传的遗传性肿瘤综合征

常染色体上的显性基因受累而使某些肿瘤的发病率增加,称为常染色体显性遗传的遗传性肿瘤综合征,如视网膜母细胞瘤、肾母细胞瘤、肾上腺或神经节的神经母细胞瘤等。还有一些癌前病变,如结肠多发性腺瘤性息肉、神经纤维瘤病等,其本身并不是恶性肿瘤,但恶变率很高。这些肿瘤和癌前病变都属于单基因遗传,以常染色体显性遗传的规律出现。其发病特点为儿童期发病,肿瘤呈多发性,常累及双侧器官。

（二）常染色体隐性遗传的遗传性肿瘤综合征

常染色体上的隐性基因受累而使某些肿瘤的发病率增加,称为常染色体隐性遗传的遗传性肿瘤综合征。如范科尼（Fanconi）贫血患者易患急性白血病,布卢姆（Bloom）综合征患者易发生白血病和其他恶性肿瘤，毛细血管扩张共济失调症患者易发生急性白血病和淋巴瘤，着色性干皮病患者经紫外线照射后易患皮肤基底细胞癌和鳞状细胞癌或黑色素瘤。这些肿瘤易感性高的人群常伴有某种遗传性缺陷，以上四种遗传综合征均累及 DNA 修复基因。

◎ 目标检测

A₁ 型题

1. 关于肿瘤发生的遗传因素，说法错误的是（　　　）

　A. 肿瘤发生有明显的种族差异

　B. 癌家族遗传方式多呈常染色体显性遗传

　C. 家族性癌遗传方式不清，多为散发

　D. 多基因遗传的肿瘤大多数是一些常见的恶性肿瘤

　E. 遗传因素只决定肿瘤的发生，不决定肿瘤的易患性

2. 慢性粒细胞白血病的特异性标志染色体是（　　　）

　A. Ph 染色体　　　　　B. 13q 缺失

　C. 8、14 易位　　　　　D. 11p 缺失

　E. 14q 染色体

3. 存在于正常细胞内，与病毒癌基因同源，对维持细胞正常功能具有重要作用的基因称为（　　　）

　A. 肿瘤抑制基因　　　　B. 肿瘤转移抑制基因

　C. 肿瘤转移基因　　　　D. 病毒癌基因

　E. 细胞癌基因

4. 下列不属于细胞癌基因激活机制的是（　　　）

　A. 点突变　　　　　　　B. 获得外源启动子

　C. 基因丢失　　　　　　D. 基因扩增

　E. 染色体易位和重排

5. 大多数恶性肿瘤细胞的染色体为（　　　）

　A. 二倍体　　　　　　　B. 假二倍体

　C. 多倍体　　　　　　　D. 整倍体

　E. 非整倍体

6. 视网膜母细胞瘤遗传方式属于（　　　）

　A. 多基因遗传　　　　　B. 单基因遗传

　C. 染色体畸变　　　　　D. 线粒体遗传

　E. 母系遗传

7. 下列肿瘤属于常染色体显性遗传的是（　　　）

　A. 肾母细胞瘤

　B. Bloom 综合征

　C. 毛细血管扩张性共济失调症

　D. 着色性干皮病

　E. Fanconi 贫血

8. 二次突变假说中，非遗传性肿瘤的第一次突变发生在（　　　）

　A. 受精卵　　　　　　　B. 卵细胞

　C. 精子　　　　　　　　D. 体细胞

　E. 初级卵母细胞

（谢玲林）

案例 11-1

患儿，男，2 岁，服用伯氨喹类药物后出现淡红色浑浊尿，肉眼血尿，伴呕吐 1 次，呕吐物为胃内容物。血常规：白细胞（WBC）11.04×10^9/L，红细胞（RBC）1.84×10^{12}/L，血红蛋白（Hb）58g/L，血小板（PLT）261×10^9/L，网织红细胞（RET）7.98%。血生化：总胆红素 123.9μmol/L，直接胆红素 10.3μmol/L，间接胆红素 113.6μmol/L。G6PD 缺乏基因检查，结果为半合子变异。

问题：1. 该患儿患有何种疾病？

2. 患儿康复后在日常生活中如何避免该病复发？

同一种疾病，使用相同剂量的同种药物对不同患者进行治疗时，往往具有不同的疗效，所产生的不良反应也不同。1957 年，Mostulsky 提出个体对药物产生不同反应的现象与遗传基础有关。随后 Vogel 于 1959 年正式提出了药物遗传学的概念。药物遗传学（pharmacogenetics）是药理学与遗传学相结合的交叉学科，主要研究遗传因素对种群内不同个体的药物吸收、分布、代谢的影响，尤其是由遗传因素引起的异常药物反应。

从遗传学角度，一种药物的药理作用是由多个基因共同控制的，要从全部基因组加以考虑。因此，药物基因组学应运而生。药物基因组学是在药物遗传学基础上发展起来的以功能基因组学和分子药理学为基础的一门学科，从基因组水平上研究不同个体及人群对药物反应的差异，并探讨用药个体化和以特殊人群为对象的新药开发。药物基因组学可指导临床进行个性化治疗，合理用药，在确保疗效的前提下减少并发症，为人类认识自我、促进健康和延长寿命做出贡献。

第1节 药物反应的遗传基础

遗传基础的差异形成了个体差异，药物被摄入机体后，参与药物代谢全过程的酶、受体等物质都是基因表达的产物，如果编码这些物质的基因出现了变异或缺陷，会导致相应的药物反应过程异常，这是药物反应特异性形成的重要原因，也是药物反应的遗传基础。

一、遗传因素对药物代谢动力学的影响

药物代谢动力学简称药动学，是应用动力学原理与数学模式，定量描述和研究机体对药物处置的动态变化，包括药物在机体内的吸收、分布、生物转化及排泄的过程，尤其是血药浓度随时间变化规律的学科。遗传因素对药动学的影响，是指遗传因素对药物在机体内的吸收、分布、生物转化及排泄过程中产生的影响，从而造成药动学上的变异，也称药动学缺陷。

（一）对药物吸收和分布的影响

药物进入血液循环后分布于不同器官和组织。多数药物的吸收需要借助于膜蛋白转运而进入血液，再通过血浆蛋白的运输来完成其在体内的分布。如果控制这些蛋白质或酶合成的相应基因发生突变，使膜转运蛋白或血浆蛋白出现结构功能的异常或缺失，便会影响药物吸收和分布，进而影响药物的疗

效或产生不良反应。例如，幼年型恶性贫血是由于胃黏膜缺乏一种称为内因子的黏蛋白，使维生素 B_{12} 在肠内不能被吸收，导致红细胞成熟障碍。该病属常染色体隐性遗传。

（二）对药物代谢的影响

进入机体内的药物，其代谢过程是一系列复杂的生化反应，需要经过多步酶促反应才能发挥药效和最终排出体外。酶的数量或功能异常，都会影响药物的生物转化。若酶活性降低，反应速度变慢，导致药物或中间产物贮积而损害正常的生物功能；反之，药物在体内达不到有效浓度，会影响药物的疗效。遗传因素能够影响体内药物代谢的许多方面，主要有药物的氧化、水解反应、乙酰化等。

例如，假性胆碱酯酶存在于血浆中，能够迅速水解外科常用的骨骼肌松弛剂琥珀酰胆碱等药物，使其肌肉松弛时间仅持续 2～3 分钟。当患者有假性胆碱酯酶缺陷时，琥珀酰胆碱等药物就不能被迅速消除，产生长时间的肌肉松弛作用，并伴有可能长达数小时的呼吸暂停，甚至危及生命。现在已知假性胆碱酯酶缺陷主要是由药物与酶的亲和力降低及假性胆碱酯酶数量不足所致。假性胆碱酯酶缺陷属单基因常染色体隐性遗传。

（三）对药物排泄的影响

经降解和生物转化后的药物、代谢产物最后都要被排出体外，这个过程称为药物的排泄。机体排泄药物的主要器官是肾脏，此外，胆汁、汗腺、乳腺、唾液腺、胃肠道和呼吸道等也可排泄某些药物。遗传基础不同的个体，其药物排出的速率也可能不同，故相同剂量的药物在不同个体间会有不同的疗效和毒副作用。

二、遗传因素对药物效应动力学的影响

药物效应动力学简称药效学，是研究药物对机体的作用与作用机制，以阐明药物防治疾病规律的学科。遗传因素对药效学的影响是指由于机体效应器官、组织细胞或受体存在着遗传性缺陷，从而影响到药物对于机体的作用。

（一）华法林耐受性

华法林是香豆素类抗凝剂的一种，在体内有对抗维生素 K 的作用，可以抑制维生素 K 参与的凝血因子 Ⅱ、Ⅶ、Ⅸ、Ⅹ 在肝脏的合成，主要用于防治血栓栓塞性疾病。华法林耐受性是在一位 71 岁的心肌梗死患者服用抗凝药物后首次发现的，实验室检查发现，其除了凝血酶原浓度降低到正常的 60% 左右外，并无其他异常。一个月后再次服用抗凝药物时，患者已经对双香豆素产生了耐受性而不再敏感。要把凝血酶原浓度降低到治疗浓度，每日必须用 145mg 的药物（即将近高出平均剂量 50 个标准差）。华法林耐受性的机制被认为是酶或受体位点对维生素 K 或抗凝药物的亲和力发生改变。患者的三代以内五个其他的家族成员（男女均有）也表现出华法林耐受性，表明该疾病为常染色体显性遗传。

（二）过氧化氢酶缺乏症

过氧化氢（H_2O_2）又称双氧水，临床上常用于外科的创面清洗和消毒，起抗菌除臭作用。正常情况下，H_2O_2 接触创口时可在组织中过氧化氢酶的作用下迅速分解，释放出氧气，使创面呈鲜红色，并有泡沫产生。1946 年，日本耳鼻喉科医生 Takahara 首次报道了一例病例，在应用 H_2O_2 消毒患者口腔创面时，创面变成棕黑色，且无泡沫形成。经证实，该患者的红细胞中缺乏过氧化氢酶，不能分解 H_2O_2 释放氧气，故无气泡产生；H_2O_2 将伤口渗血中的血红蛋白氧化成棕黑色的高铁血红蛋白，致使创面变成棕黑色，因此该病又称为黑血病。系谱分析表明，过氧化氢酶缺乏症的遗传方式为常染色体隐性遗传，且发病有种族差异性。

（三）苯硫脲味觉障碍

1932 年 Fox 合成了苯硫脲（PTC），当他把苯硫脲倒入到容器中时，同事抱怨该化合物粉尘的苦味，而他本人却没有觉察到。PTC 是一种含硫代酰胺基的化合物，人群中有的人对其敏感，有的人对其不敏感。

PTC 味觉障碍属于常染色体不完全显性遗传，且这一性状遵循孟德尔遗传，人群中共有 3 种表型——TT 高度敏感型，Tt 中间型，tt 味盲。现在已有许多研究发现该缺陷多态性与甲状腺疾病有关，有多种甲状腺瘤的男性患者中，苯硫脲味觉障碍的发生频率显著增加。

（四）恶性高热

恶性高热为一种严重的麻醉并发症，1962 年澳大利亚的皇家墨尔本医院的 Denborough 等首次报道 38 例有亲缘关系的患者施行全身麻醉后，高热导致 10 人死亡。经证实，全身麻醉药导致的恶性高热与遗传因素有关。该病表现为心动过速、出汗、发绀、呼吸急促，尤其显著的是肌肉僵直、体温迅速升高。约 2/3 的患者死于心搏骤停，不同患者之间肌肉僵直的程度差异较大，部分患者无明显肌肉僵直表现，而部分患者肌肉僵直严重如同直板。此病在全身麻醉患者中的发生率约为 1/20 000，不表现为性连锁，且年轻人发病率高于老年人。能够导致该病发作的药物有亚硝基化合物、氟烷、甲氧氟烷、琥珀酰胆碱、乙醚、环丙烷等。该病属常染色体显性遗传病。

第 2 节　环境因子反应的遗传基础▲

（一）乳糖不耐受

在人体中，乳糖需要乳糖酶的分解才能被吸收，缺少乳糖酶者在摄入乳糖后，乳糖未被消化，直接进入大肠，刺激大肠蠕动加快，引起肠鸣、腹泻等症状，称乳糖不耐受。

乳糖不耐受是一种隐性遗传病，患者因制造乳糖酶的基因发生缺陷，而造成小肠绒毛无法制造足够的乳糖酶。乳糖不耐受分为先天性乳糖酶缺乏症、继发性乳糖酶缺乏症、暂时性低乳糖酶症、成人性乳糖不耐受症四种。乳糖酶缺乏的程度因人而异，因此症状轻重不一。目前还没有根治的方法。食用酸奶、低乳糖奶可以减缓乳糖不耐受。

（二）乙醇中毒

人类对乙醇的耐受性存在着明显的种族和个体差异。对乙醇敏感者当摄入乙醇量达 0.3～0.5ml/kg 时，即可出现面部潮红、皮温增高、脉搏加快等中毒症状，而乙醇耐受者摄入上述剂量则无此反应。

乙醇在体内的代谢主要分为两步反应：第一步是乙醇在肝脏中乙醇脱氢酶（ADH）的催化作用下形成乙醛。第二步是乙醛在乙醛脱氢酶（ALDH）作用下进一步氧化形成乙酸。

$$C_2H_5OH+NAD^+ \xrightarrow{ADH} CH_3CHO+NADH+H^+$$

$$CH_3CHO+NAD^++H_2O \xrightarrow{ALDH} CH_3COOH+NADH+H^+$$

反应过程中产生的乙醛能刺激肾上腺素、去甲肾上腺素的分泌，引起面部潮红、皮温升高、心率加快等酒精中毒症状。

乙醇脱氢酶的结构为二聚体，成人的 ADH 主要是由 *ADH2* 基因编码的 β 链二聚体。*ADH2* 具有多态性，大多数白种人为 *ADH$_2^1$* 等位基因，编码为 β$_1$β$_1$ 二聚体；90% 的黄种人为 *ADH$_2^2$* 等位基因，编码为 β$_2$β$_2$ 二聚体。β$_2$β$_2$ 的酶活性是 β$_1$β$_1$ 的 100 倍，故大多数白种人在饮酒后产生乙醛较慢，而黄种人蓄积乙醛速度较快，易出现酒精中毒症状。

人群中乙醛脱氢酶有两种同工酶——$ALDH_1$ 和 $ALDH_2$。几乎全部白种人都具有 $ALDH_1$ 和 $ALDH_2$ 两种同工酶，可及时氧化乙醛；黄种人中约 50% 的个体仅有 $ALDH_1$ 而无 $ALDH_2$，故氧化乙醛的速度较慢。其原因可能是基因缺失或点突变导致酶蛋白质结构或功能异常。在日本人、韩国人和中国人中 $ALDH_2$ 缺失者有 1 个或 2 个突变的等位基因，即是突变的纯合子或杂合子，提示该性状为常染色体显性遗传。

多数白种人饮酒后产生乙醛的速度慢，而乙醛氧化成乙酸的速度快，不易造成乙醛蓄积；而黄种人产生乙醛速度较快，易引起乙醛蓄积，若合并 $ALDH_2$ 缺失，其乙醛氧化成乙酸的速度慢，则易引起乙醛蓄积中毒，对乙醇最敏感。这是白种人往往比黄种人对乙醇耐受力高的原因，是由遗传因素决定的。

（三）吸烟与肺癌

肺癌的病因至今尚不完全明确。长期大量吸烟与肺癌的发生有非常密切的关系，吸烟者是否患肺癌与个体的遗传因素有关。

香烟烟雾中含有许多有害物质，其中主要的致癌化合物是多环苯蒽化合物。这些物质本身致癌作用较弱，但当其进入人体后，通过细胞中芳烃羟化酶（AHH）的作用，可转变为具有较高致癌活性的致癌氧化物（环氧化物），促进细胞癌变。此外，苯蒽化合物具有诱导 AHH 活性的作用，其诱导作用的高低因人而异，取决于个体的遗传因素。由此可见，遗传决定的 AHH 诱导性可能与肺癌的发生有关，AHH 诱导活性高的人吸烟时更易患肺癌。

另外，吸烟与唇癌、舌癌、口腔癌、食管癌、胃癌、结肠癌、胰腺癌、肾癌、膀胱癌和子宫颈癌等的发生都有一定关系。临床研究和动物实验表明，烟雾中的致癌物质还能通过胎盘影响胎儿，致使其子代的癌症发病率显著增高。

（四）α_1- 抗胰蛋白酶缺乏症

正常人血清和组织中都存在多种抑制蛋白酶活性的物质，称为蛋白酶抑制因子。其中 α_1- 抗胰蛋白酶（α_1-antitrypsin，α_1-AT）是血清中主要的蛋白酶抑制因子，可抑制多种蛋白酶的活性，从而有效地保护组织免受蛋白酶的消化。α_1- 抗胰蛋白酶缺乏症是血中抗蛋白酶成分 α_1- 抗胰蛋白酶缺乏引起的一种先天性代谢病，属常染色体隐性遗传病。临床常导致新生儿肝炎，婴幼儿和成人的肝硬化、肝癌和肺气肿等。

此外，α_1-AT 还具有调节免疫应答、影响抗原 - 抗体免疫复合物清除、激活补体及抑制炎症反应的作用，并可抑制血小板的凝聚和纤维蛋白溶解的发生。编码 α_1-AT 的基因位于 14q32.1，具有遗传多态性，目前已发现 90 余种变异型。不同类型的 α_1-AT 活性差别很大，正常人大多数为 MM 型，酶活性 100%，变异型（SS 型）酶活性为 60%，而罕见变异型（ZZ 型）的酶活性仅 10% ~ 15%。具 ZZ 型 α_1-AT 的个体易患慢性阻塞性肺疾病，这是因为 α_1-AT 活性低，不能有效抑制蛋白酶（包括弹性蛋白酶）活性，当吸烟或其他原因刺激肺部时，肺部的巨噬细胞和中性粒细胞会释放大量的弹性蛋白酶，分解肺泡弹性蛋白，使肺泡破坏融合，导致呼吸面积减少而缺氧。

◎ 目标检测

A_1 型题

1. 过氧化氢酶缺乏症的遗传方式为（　　）
   A. X 连锁隐性遗传
   B. 常染色体隐性遗传

C. X 连锁不完全显性遗传
D. 常染色体显性遗传
E. Y 连锁遗传

2. 对药物代谢个体差异起决定作用的因素是（　　）

A. 身体状态　　　　　B. 给药方式

C. 所患疾病　　　　　D. 年龄和性别

E. 遗传基础

3. 在酒精中毒的过程中，乙醛脱氢酶的作用是（　　）

　　A. 使乙醇代谢为乙醛

　　B. 使乙醛代谢为乙酸

　　C. 使乙醇代谢为乙酸

　　D. 使乙酸代谢为乙醛

　　E. 使乙酸代谢为乙醇

4. 下列哪种 ADH 的变异基因型易出现酒精中毒症状，是何种人（　　）

A. $\beta_1\beta_1$，黄种人　　　B. $\beta_1\beta_1$，白种人

C. $\beta_2\beta_2$，黄种人　　　D. $\beta_2\beta_2$，白种人

E. $\beta_1\beta_2$，黄种人

5. α_1-AT 具有遗传多态性，已发现多种变异型，最易发生阻塞性肺部疾病的类型是（　　）

A. MM 型　　　　　B. MS 型

C. SZ 型　　　　　D. ZZ 型

E. SS 型

（陈晓芳）

第12章
遗传病的诊断与防治

随着人类基因组计划的完成和研究的不断深入及遗传病临床检测技术的进步，人们对遗传病的病因、发病机制有了更深入的了解，部分遗传病已经能够做出早期诊断，从而为遗传病的进一步预防和治疗奠定了基础。

第1节　遗传病的诊断

遗传病的诊断是指临床医生依据患者的症状、体征及各种辅助检查，并结合遗传学分析，确定其是否患有某种遗传病，并判断其遗传方式和遗传规律。遗传病的诊断是开展遗传咨询和防治的基础。

一、临 床 诊 断

临床诊断是指对遗传病的现症患者做出的诊断，包括询问患者的主诉、病史，对患者进行体格检查和辅助检查等。

1. 病史采集　遗传病多有家族聚集和垂直传递的特性，这就决定了在遗传病的诊断中病史资料的采集比其他疾病更为重要。病史采集不仅要采集对象的主观描述和相关个体的病案，还要收集家族史、婚姻史、生育史及发病时间等信息。在病史采集过程中，要坚持准确和详尽的原则。

2. 症状和体征　遗传病除有与其他疾病同样的体征和症状外，还有遗传病本身特有的症状和体征。多数遗传病在婴儿或儿童期就有相应的体征和症状，因此，除了观察体貌特征外，还应注意患者的身体生长发育、智力发育、性器官及第二性征的发育是否存在异常。

二、系 谱 分 析

系谱分析是通过调查患者及其家庭成员的患病情况，绘制出系谱，并通过分析系谱确定该疾病的遗传方式的方法。诊断时进行系谱分析有助于判断患者是否患有遗传病及遗传病的遗传方式。为了使绘制的系谱能准确地反映出该家系的发病特点，必须尽可能地从患者及其家族中获得完整、准确、详细、可靠的资料。

在系谱分析中要特别注意区分孟德尔遗传、非孟德尔遗传、遗传异质性（不同基因型决定相同表型的现象）及特殊的遗传现象。

1. 孟德尔遗传病　单基因遗传病符合孟德尔遗传。系谱分析对这类疾病的分析十分适用，分析时应考虑一些疾病的遗传异质性、不规则外显及延迟显性等情况。

2. 非孟德尔遗传病　有些遗传病的传递规律不符合孟德尔遗传，如线粒体遗传病通常表现为晚发和进行性加重，并且女性患者的子女患病。多基因遗传病多表现为出生缺陷和慢性晚发疾病，其表现的家族聚集性类似于孟德尔遗传，但并不严格遵守孟德尔遗传定律。

3. 具有特殊遗传方式的疾病　遗传印迹是指父源和母源的同源等位基因在子代中会表现出不同的活性，是一种依赖于配子起源的某些等位基因的修饰现象。一些基因在卵子形成过程中被赋予印迹，而一些基因在精子形成过程中被赋予印迹。虽然这些等位基因在遗传上符合孟德尔遗传定律，但在表达上受双亲性别的影响，在某些疾病中，会因父源基因或母源基因活性的不同而使病情表现为严重或轻微。

一些遗传病可能仅仅是脱氧三核苷酸串联重复的拷贝数增加所致，处于突变状态的基因在世代传递甚至在体细胞的世代传递中呈不稳定状态，其重复单元的数目可以发生改变。

三、细胞遗传学检查

细胞遗传学检查包括染色体检查和性染色质检查，该方法是确诊染色体遗传病的主要方法。在临床上，染色体分析的指征难以掌握，染色体异常核型的检出率较低，近年来应用广泛的荧光原位杂交（fluorescence *in situ* hybridization，FISH）技术，使染色体遗传病的诊断和定位准确率明显提高。

（一）染色体检查

染色体检查也称为核型分析，染色体检查标本主要取自外周血、绒毛、羊水中脱落的细胞和脐血、皮肤、手术切除的病理组织等。当患者有下列情形之一时，应建议其进行染色体检查。

1. 明显智力低下、生长迟缓或伴有其他先天畸形，如唇裂、腭裂或生殖系统畸形者。
2. 习惯性流产。异常染色体携带者可能造成习惯性流产，应要求夫妻双方同时进行染色体检查。
3. 家族中已有染色体异常或先天畸形的个体再次生育时。
4. 原发闭经和女性不孕症。
5. 无精子症及男性不育症。
6. 两性内外生殖器畸形者。
7. 35 岁以上的高龄孕妇和长期接受电离辐射的人员。
8. 智力低下伴有大耳朵、大睾丸或多动症的患者。

（二）性染色质检查

性染色质检查可以确定胎儿的性别、判断两性畸形及协助诊断由性染色体数目异常所致的性染色体病。它包括 X 染色质检查和 Y 染色质检查。X 染色质检查可以取口腔黏膜细胞、阴道黏膜上皮细胞或采集绒毛或胎儿脱落的细胞，经硫堇或甲苯胺蓝染色，通过光镜检查 X 染色质数目，推算受检查者的 X 染色体数目。Y 染色质检查采用盐酸喹吖因荧光染料进行 Y 染色质数目检查。

（三）荧光原位杂交技术

荧光原位杂交技术是 20 世纪 80 年代在细胞遗传学、分子遗传学和免疫学相结合的基础上发展起来的一种新技术，应用不同荧光颜色标记已知核酸序列作为探针，与靶 DNA（细胞中期染色体或间期 DNA）进行荧光原位杂交。通过荧光信号就可以做出诊断，检测简单、结果准确可靠。FISH 技术既能检测细胞中期分裂象，也可检测间期细胞核，只需统计相应信号的数目即可明确诊断，省去了细胞培养和染色体制备等过程，时间明显缩短。

四、生化检查

生化检查是单基因遗传病诊断的主要方法之一，单基因遗传病往往表现为酶或蛋白质的质与量发生改变，影响机体代谢过程。生化检查主要是对酶和蛋白质的结构和功能的检测，还包括反应底物、中间产物、终产物、受体与配体的检查等。该方法尤其适用于检查分子病、遗传性酶病、免疫缺陷病等。

1. 酶和蛋白质分析　当基因突变时，可通过检测特定的酶或蛋白质的改变来做出诊断。检测样本主要来源于血液、特定的组织或细胞，如肝细胞、皮肤成纤维细胞、肾组织等。很多酶具有组织器官特异性，如苯丙氨酸羟化酶必须用肝组织活检，在血细胞中无法检测到。

2. 代谢产物分析　基因突变导致机体酶或蛋白质的缺陷，引发一系列生化代谢的紊乱，从而使代谢底物、中间产物、终产物和旁路代谢发生变化。因此，检测这些对应的物质可以对疾病做出诊断。

例如，苯丙酮尿症患者尿中苯丙酮酸或苯乙酸增加，故测定尿中苯丙酮酸或苯乙酸浓度可诊断苯丙酮尿症。

五、基因诊断

基因诊断是指利用分子生物学技术，从基因水平检测患者遗传物质的结构或表达水平的变化来进行临床诊断的技术。与传统的诊断方法相比，基因诊断可直接从基因型推断表型，即越过基因产物（酶和蛋白质）直接检测基因结构是否正常，改变了传统的表型诊断方式，具有取材方便、特异性强、灵敏度高、可用于群体筛查等特点。

基因诊断不仅可对已发病的患者做出诊断，还可在发病前做出诊断，也能对有患遗传病风险的胎儿做出生前诊断。它不受基因表达的时空限制，也不受取材细胞类型和发病年龄的限制，为分析某些延迟显性的常染色体显性遗传病提供了可能。该项技术还可以从基因水平了解遗传异质性，有效地检出携带者，因此其已成为遗传病诊断中的重要手段。

基因诊断的方法主要有核酸杂交技术、聚合酶链反应（PCR）、DNA 测序技术、基因芯片技术、限制性片段长度多态性技术等。例如，镰状细胞贫血是由 β 珠蛋白基因缺陷引起，正常基因的第 6 位密码子发生了由 GAG → GTG（A → T）的变化，形成了突变基因，可用限制性内切酶 *Mst* II 检测出来。基因突变使正常存在的 *Mst* II 切点消失，引起肽链长度改变，使正常情况下存在的 1.1kb 及 0.2kb 的条带变成 1.3kb（纯合子患者）条带。

六、皮肤纹理分析

皮肤纹理（简称皮纹）是指人的手指、掌面、足趾和跖面的皮嵴和皮沟走向不同而形成的皮肤纹理图形。皮肤嵴纹是指表面凸起的条纹，沟纹是指两条嵴纹之间的凹陷。这些凹凸的纹理组成了各种皮肤的特征。每个人都有特殊的皮肤纹理，在胚胎的第 14 周就已形成，出生后定形且终生不变，说明皮纹具有高度稳定性和个体特异性的特点。

从目前对皮纹与染色体遗传病关联的研究资料中可以发现，染色体遗传病患者的皮纹具有特异的变化（表 12-1）。如唐氏综合征患者的指纹以尺箕为多，1/3 ～ 1/2 患者的掌纹为通贯掌。不过，正常人也会出现异常皮纹，故皮纹分析仅可作为某些遗传病的辅助诊断手段。

表 12-1　正常人与常见染色体遗传病患者的皮纹特征						
皮纹特征	正常人	唐氏综合征	18 三体综合征	13 三体综合征	5p 部分单体综合征	特纳综合征
指纹中弓形纹数多于 7 个	1%	—	80%	多见	—	—
指纹中斗形纹数多于 8 个	8%	—	—	—	32%	—
总指嵴纹数（TFRC）	—	—	低	低	—	≥ 200
小指仅有 1 条指褶纹	0.5%	17%	40%	—	—	—
通贯掌（双手）	2%	31%	25%	62%	35%	—
三叉点 t′	3%	82%	—	—	—	多见
三叉点 t″	3%	—	25%	81%	80%	—
A 主线指向大鱼际	11%	—	—	91%	—	57%
胫侧弓形纹	0.5%	72%	—	—	—	—

皮纹中以指纹和掌纹研究较多。指纹是手指端部的皮肤纹理。三叉点是指皮肤纹理中有三组不同走向的嵴纹汇聚在一处呈"Y"或"人"字形。根据三叉点的有无和数目的多少，指纹主要可分为弓形纹、箕形纹和斗形纹三类（图 12-1）。

1. 弓形纹（arch，A）　由平行的弓形嵴纹从一侧走向另一侧，中间隆起呈弓形，无三叉点。

2. 箕形纹（loop，L）　嵴纹从一侧向斜上方发出后弯曲，又转回发生的一侧，形似簸箕状。箕头的侧下方有一个三叉点。

3. 斗形纹（whorl，W）　有两个或两个以上三叉点，嵴纹走向可分为同心环状或螺旋状。

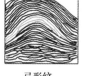

弓形纹　　　　箕形纹　　　　斗形纹

图 12-1　指纹的类型

总指嵴纹数是指自指纹的中心点至三叉画一直线，计数该直线跨过的嵴纹数目，即为嵴纹计数（ridge count）。将十指嵴纹数相加，即得总指嵴纹数（total finger ridge count，TFRC）。

掌纹是手掌中的皮纹（图 12-2），可分为以下四部分：①大鱼际区：位于拇指下方。②小鱼际区：位于小指下方。③三叉点及四条主线：由示指、中指、环指、小指基部的三叉点 a、b、c、d 各引出一条曲线，分别称为 A 线、B 线、C 线和 D 线。掌纹中比较重要的是轴三叉点（t）与 atd 角的测定（详见实验六）。

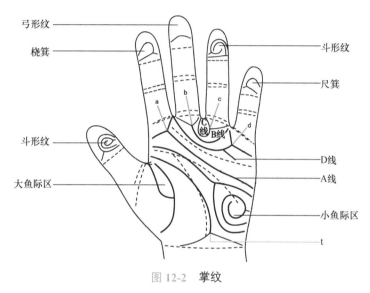

图 12-2　掌纹

七、产前诊断

产前诊断（prenatal diagnosis）又称宫内诊断、出生前诊断，在胎儿出生前应用各种先进的检测手段（如细胞遗传学、分子生物学、生物化学及影像学等技术），了解胎儿在宫内的发育状况（如观察胎儿有无体表畸形，分析胎儿染色体核型有无异常），检测胎儿细胞的生化项目和基因等，对先天性和遗传性疾病做出诊断，为胎儿的宫内治疗（手术、药物、基因治疗等）及选择性流产创造条件。

（一）产前诊断的对象

产前诊断的对象有：①夫妇一方有染色体数目或结构异常者，或曾生育过染色体病患儿的孕妇。②夫妇一方是染色体平衡易位携带者，或具有脆性 X 染色体家系的孕妇。③夫妇一方是某种单基因遗传病患者，或曾生育过某种单基因遗传病患儿。④夫妇一方有神经管畸形，或生育过开放性神经管畸形儿（无脑儿、脊柱裂等）的孕妇。⑤有原因不明的自然流产史、畸胎史、死产或新生儿死亡史的孕妇。⑥羊水过多的孕妇。⑦35 岁以上的高龄孕妇。⑧夫妇一方有明显致畸因素接触史者。⑨有遗传病家族史，近亲结婚的孕妇。

（二）产前诊断的方法

1. B 超　是首选的安全无创伤的检测方法，可对遗传病进行早期诊断，可以早期发现神经管缺陷、脑积水、无脑畸形；腭裂、唇裂、颈部淋巴瘤；先天性心脏病；肢体缺陷；先天性单侧肾缺陷、多囊肾；支气管及肺部发育异常，胸腔积液；先天性巨结肠；先天性幽门狭窄等疾病。

2. 羊膜穿刺术（amniocentesis） 一般在妊娠 16 ～ 20 周时进行。在 B 超的监护和引导下，于腹正中线或脐与髂前上棘连线的中点处，用已消毒的 20 ～ 22 号腰穿针穿刺，当出现两次落空感时，表明穿刺针已通过腹壁和子宫壁进入羊膜腔，抽取 20 ～ 30ml 羊水（图 12-3），对抽取的羊水进行细胞培养后，即可开展染色体分析、生化检测及基因检测。

3. 绒毛吸取术（chorionic villus aspiration sampling，CVS） 是在妊娠 10 ～ 12 周进行的取样方法，在 B 超的监护和引导下，用特制的取样器（长 25cm，直径 1.5cm 的塑料管，末端套有一个 20ml 的注射器），从阴道经宫颈进入子宫，沿子宫壁到达取样部位，吸取绒毛（图 12-4）。所取得的绒毛可用于诊断染色体遗传病、代谢病，进行生化检测及 DNA 分析等。

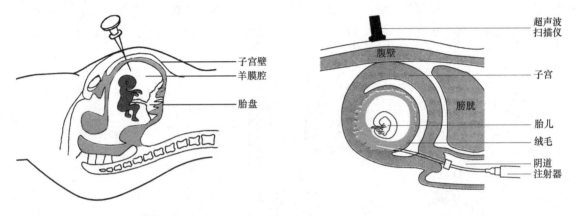

图 12-3　羊膜穿刺示意图　　　　　　　　　　图 12-4　绒毛吸取术示意图

4. 脐带穿刺术（cordocentesis） 是在 B 超的监护下，用细针经腹壁、子宫壁穿入胎儿脐带，并抽取胎儿血液样本的方法。一般在妊娠 18 周时进行，主要作为因错过绒毛吸取或羊膜穿刺取样的最佳时机或羊水检测失败的补救措施，也可检测胎儿血液系统疾病和先天性免疫缺陷病等。

5. 胎儿镜（fetoscope）检查 是一种带有羊膜穿刺的双套管的光导纤维内镜。胎儿镜的最佳检查时间是妊娠 18 ～ 20 周，可直接观察胎儿是否有畸形或取胎儿血样活检进行胎儿性别鉴定及遗传病的产前诊断等。但该技术操作困难，容易引起多种并发症，目前尚未被广泛接受。

6. 孕妇外周血分离胎儿细胞 是一种无创性产前诊断技术，应用较广。妊娠期少量的胎儿细胞通过胎盘进入母体血液，因此孕妇外周血中至少有滋养细胞、有核红细胞和淋巴细胞 3 种细胞，采用流式细胞仪分离法、磁性活化细胞分选法、显微镜操作分选法、免疫磁珠法及分子细胞遗传学技术等可分离和分析胎儿有核细胞、游离的 DNA 或 RNA，从而进行无创性产前诊断。

第 2 节　遗传病的预防

一、遗传病预防的意义

我国常见的遗传病有地中海贫血、先天性神经管畸形、白化病、血友病、先天性聋哑、红绿色盲、软骨发育不全等。有些遗传病患者常需在一定条件下才发病，如家族性多发性结肠息肉病患者，在中年以前常无不适，但到 40 ～ 50 岁，则易发生癌变；大多数 G6PD 缺乏症患者在服用抗疟药、解热止痛剂或进食蚕豆等之后才发生溶血。对诸如此类的遗传病，若能在其典型症状出现之前尽早诊断，及时采取预防措施，就可能使患者终生保持表型正常。但绝大多数遗传病难以治疗或目前尚无有效的治疗措施，并且多数遗传病发病早，因此对遗传病主要以预防为主。

二、遗传病的预防措施

（一）避免接触致畸因子

随着工农业生产的发展，环境污染威胁着人类健康，一些因子会造成人类遗传物质的损害而影响后代，造成严重后果。例如，食品工业中用以熏肉、熏鱼的着色剂，亚硝酸盐及用于生产洗衣粉的乙烯亚胺类物质，除草剂，含砷的杀虫剂等都能诱发基因突变。许多化学物质可诱发染色体畸变，一些生物因素如病毒感染也可引起染色体畸变，电离辐射也是诱发染色体畸变的因素。

因此，在日常生活和工作中要注意自身防护，避免接触这类致畸因子。胚胎发育的第 20 ～ 60 天是对致畸因子的高度敏感期，此期应特别注意避免与致畸因子接触。

（二）遗传筛查

遗传筛查（genetic screening）是指从一个群体中鉴别和选择出某种基因或基因型的过程。通过筛查可了解遗传病在人群中分布和影响分布的因素，估计遗传病的致病基因频率，分析遗传病的发病规律和特点，从而为预防遗传病提供依据。开展遗传筛查应当遵循的标准：疾病定义明确，有可靠的诊断依据；筛查方法简便、安全；成本低廉，有明显的经济价值和社会效益；检出率高，有配套的高敏感性和特异性确诊方法；疾病流行率较高，严重危害人类健康；对筛查阳性者能提供及时的遗传咨询和随访，并能及时提供治疗和预防措施。

遗传筛查主要分为群体筛查（population screening）、新生儿筛查（newborn screening）、产前筛查（prenatal screening）和携带者筛查（carrier screening）。

1. 群体筛查　是对某一区域或人群进行遗传病的普查，从而了解该区域或人群中存在的遗传病的病种、遗传方式、发病率、遗传异质性等。普查的人群应具有代表性，包括不同年龄、不同职业、不同生活环境的人。

2. 新生儿筛查　是指对新生儿进行某些遗传病或先天畸形的筛查或诊断，一般以静脉血或尿作为检测标本。目前国内外新生儿筛查主要有苯丙酮尿症、先天性甲状腺功能低下、葡萄糖 -6- 磷酸脱氢酶缺乏症、地中海贫血、半乳糖血症、新生儿听力障碍筛查等。

3. 产前筛查　是指采用简便、可行、无创的检查方法，对发病率高、病情严重的遗传病或先天畸形进行的出生前筛查，检出子代有出生缺陷高风险的人群。对确诊的病例应终止妊娠。

4. 携带者筛查　是指某种遗传病在某一群体中有较高发病率，采取低廉、准确可靠的方法，在群体中筛出携带者，并对其进行风险评估和生育指导。

（三）遗传咨询

遗传咨询（genetic counseling）又称遗传商谈，是指为患者或其家属提供与遗传病相关的知识或信息服务，以及咨询者与咨询对象交流并对其进行指导的过程（详见第 13 章第 2 节遗传咨询）。

（四）遗传登记

遗传登记是指遗传保健服务机构对本地区某些严重的遗传病家系进行登记。遗传登记的类型根据不同的目的，可分为以下几种：①临床遗传登记，目的是观察某些遗传病的发病过程和不同治疗手段的治疗效果等。②遗传流行病学登记，是为确定某群体中遗传病的发病率和流行规律，以便正确估计遗传因素、环境因素在发病中所起作用的大小。③跟踪遗传登记，主要是估计遗传咨询或产前诊断的实际效果，同时也可对一个地区的遗传保健工作做出评估。④预防性遗传登记，主要是通过对高风险产妇进行遗传咨询和产前咨询，降低遗传病的发病率和遗传负荷（生物群体中具有有害基因的特定群体的平均适合度比最适基因型组成的群体的适合度降低的比例）。

遗传登记的适应证一般是群体发病率相对较高、症状较严重、大多数发病较晚且无很好治疗手段的遗传病。遗传登记的内容应包括个人病史、发育史、婚育史、亲属病情、风险个体、近亲婚配和资料的统计整理等。必须注意的是，遗传登记储存的数据均为有关家系的隐私，应注意保密。

（五）产前诊断

产前诊断是对健康状况进行检测，从而预防遗传病患儿的出生。目前可以进行产前诊断的遗传病包括染色体病、特定酶缺陷所致的遗传病、神经管缺陷及有其他明显形态改变的先天畸形等（详见本章第 1 节中的产前诊断）。

第 3 节　遗传病的治疗

一、遗传病的治疗原则

不同类型的遗传病的发病基础和机制不同，采用的治疗方法也不一样。对于单基因遗传病，特别是先天性代谢病，其治疗按照"补其所缺、禁其所忌、去其所余"的原则进行；多基因遗传病除遗传因素外，环境因素也起一定作用，常用药物治疗联合外科手术治疗；大多数染色体病尚不能根治，改善症状也非常困难。极少数遗传病如 XXY 综合征，早期使用睾酮治疗，能改善患者的第二性征；真两性畸形进行外科手术，有助于症状改善；对于遗传性酶病和分子病，针对不同的发病环节，采取相应的措施，可收到一定的疗效。

有些遗传病治疗初期效果明显，但长期观察则达不到预期目的，有些短期治疗有效，但长期治疗会产生不良反应。

二、遗传病的治疗方法

（一）手术治疗

手术治疗是指利用外科手术对患者病损器官或形态缺陷的器官进行切除、修复或替换，从而达到减轻或改善遗传病的症状，减轻患者痛苦的目的。

1. 手术矫正　是遗传病手术治疗的主要手段，对遗传病所产生的畸形以手术的方式进行矫正、修补或切除，如修补和缝合腭裂、唇裂，对先天性心脏畸形、两性畸形实施矫正手术等。

2. 器官和组织移植　随着免疫学研究与技术的发展，免疫排斥问题得到一定程度的控制，组织或器官移植可用于治疗一些遗传病，使病情得到控制或缓解。例如，已用于遗传病治疗的肾移植、骨髓移植、胰腺移植等。

（二）药物治疗

药物治疗在遗传病的治疗中只能起一定的辅助作用，缓解病情，减少痛苦。其基本原则是补其所缺，去其多余。

1. 出生前治疗　在出生前对产前诊断患有遗传病的胎儿进行药物治疗，可大幅度减轻胎儿出生后的遗传病症状。如对确诊为维生素 B_{12} 依赖型癫痫的胎儿，在出生前给孕妇服用维生素 B_{12}，胎儿出生后几乎不会出现癫痫。

2. 症状前治疗　对一些遗传病在症状出现前进行治疗，既可预防症状的发生，也可达到治疗的效果。如新生儿甲状腺功能低下，终身应用甲状腺素制剂可防止发生智力和体格发育障碍。

3. 现症患者治疗　遗传病的症状出现时，机体器官常已经受到损害，其治疗只能是对症治疗。

（1）补其所缺　如 X 染色体畸变导致的女性疾病，可补充雌性激素；脑苷脂病患者注射 β- 葡萄糖苷酶制剂，可使患者肝和血液中的脑苷脂含量降低；先天性叶酸不足和同型胱氨酸尿症可给予叶酸治疗等。

（2）去其多余　一些遗传病是因为酶促反应障碍，引起体内贮积过多的代谢产物，采用服用排泄剂、代谢抑制剂、螯合剂或者通过血浆置换等各种理化方法，将过多的产物排出或抑制其生成，促使患者的症状明显改善。如家族性高胆固醇血症患者的血清胆固醇水平超标，可口服考来烯胺，促进胆固醇转化为胆脂由胆道排出；原发性痛风和自毁性综合征患者可采用别嘌呤醇治疗，抑制黄嘌呤氧化酶的活性。

（三）饮食疗法

对因酶缺乏导致的底物或中间产物堆积的遗传病，可制订特殊的食谱或配以药物，以控制底物和中间产物的摄入，从而减少代谢产物的堆积，达到治疗的目的。饮食疗法的基本原则是禁其所忌。

1. 产前治疗　运用现代医学遗传学技术可以在胎儿出生前确诊多种遗传病，一旦确定即可在母亲妊娠期间进行饮食治疗，使患儿症状得到改善。如对半乳糖血症患儿母亲的饮食限制乳糖和半乳糖的摄入量，采取食用其他的水解蛋白代替，在胎儿出生后禁用牛乳、羊乳和人乳喂养，患儿可正常发育。

2. 现症患者治疗　对已经确诊先天性代谢缺陷的患者，可以减少患者无法代谢的物质的摄入或减少患者对不能代谢的物质的吸收，以达到治疗的目的。如对苯丙酮尿症患儿，可采取低苯丙氨酸饮食疗法，目前已有商品化的低苯丙氨酸奶粉。同时，对苯丙酮尿症患儿的治疗可以在常规进食后，服用苯丙氨酸氨基水解酶胶囊，将苯丙氨酸转化为苯丙烯酸。

（四）基因治疗

基因治疗是运用 DNA 重组技术设法将外源正常基因导入靶细胞，以纠正或补偿缺陷基因的功能，或抑制基因的过度表达，使细胞恢复正常功能而达到治疗遗传病的目的。

基因治疗包括生殖细胞基因治疗和体细胞基因治疗。生殖细胞基因治疗是将正常基因转移至有遗传缺陷的生殖细胞，从而使个体发育正常。该治疗方法可使遗传病得到根治，但由于技术难度大和伦理学问题，这种方法目前很少采用。体细胞基因治疗是将正常基因转移到体细胞，使其表达而产生产物，以达到治疗目的。

根据病变原因的不同，基因治疗策略主要包括基因修正、基因替代、基因增强、基因干预、"自杀基因"的应用、耐药基因治疗、免疫基因治疗等。基因治疗为遗传病的治疗开辟了广阔的前景，但目前基因治疗还存在着一些技术难题和生物安全性等问题，仍需要继续深入研究探索。

目标检测

A₁ 型题

1. 生化检查主要针对检查的是（　　）

A. 病原体　　　　　　B. DNA

C. RNA　　　　　　　D. 微量元素

E. 蛋白质和酶

2. 羊膜穿刺的最佳时间是孕期（　　）周

A. 2　　　　　　　　B. 4

C. 10　　　　　　　 D. 16

E. 30

3. 基因诊断与其他诊断比较，最主要的特点在于（　　）

A. 费用低　　　　　　B. 周期短

C. 取材方便　　　　　D. 针对基因结构

E. 针对病变细胞

4. 通过家系分析可以判断疾病的（　　）

A. 发病史　　　　　　B. 遗传方式

C. 遗传率　　　　　　D. 种类

E. 严重程度

5. 观察胎儿是否患有先天性心脏病，可以选用的产前诊断方法是（　　）

A. 羊膜穿刺术　　　　B. 绒毛检查

C. 胎儿镜检查   D. 脐带穿刺术

    E. B 超

6. 目前，饮食疗法治疗遗传病的基本原则是（   ）

    A. 少食   B. 多食肉类

    C. 口服维生素   D. 禁其所忌

    E. 补其所缺

7. 下列有关监测和预防遗传病的做法，正确的是（   ）

A. 为了倡导婚姻自由，允许近亲结婚

B. 为了保护个人隐私，严禁基因诊断

C. 为了减少遗传病的发生，尽量减少运动

D. 为了优生优育，进行遗传咨询和产前诊断

E. 夫妻双方表型正常，没有必要做遗传咨询和产前诊断

（陈晓芳）

第 *13* 章
遗传与优生

生育健康聪明的孩子是所有父母的共同心愿，是关系到家庭幸福、民族昌盛及国家富强的大事。在影响优生的诸多因素中，遗传是重要因素之一。通过研究和学习遗传学的相关知识，控制遗传病在家族中的传递，减少出生缺陷，优生优育，从而提高人口素质，促进人类健康。

第1节 优 生 学

一、优生学概述

（一）优生学的发展史

人类自古以来就有优生的思想与实践。1883年，英国人类遗传学家高尔顿（F.Galton）在《人类才能及其发展的研究》中第一次提出了"优生（eugenics）"的概念，其本意为健康地遗传，从此开创了优生学这一新学科。20世纪50～70年代，优生学飞速发展，优生的措施也逐步完善。近几十年来，优生学受到了普遍的重视，已经逐步发展成为一门综合性学科。

（二）优生学的意义

许多国家通过法律的形式推行优生措施。美国于1907年制定并实施了世界上最早的优生法。2020年第十三届全国人民代表大会第三次会议通过的《中华人民共和国民法典》明确指出：直系血亲或者三代以内的旁系血亲禁止结婚。

2017年第二次修正后的《中华人民共和国母婴保健法》第二章第七条规定：医疗保健机构应当为公民提供婚前保健服务。婚前保健服务包括下列内容：①婚前卫生指导：关于性卫生知识、生育知识和遗传病知识的教育。②婚前卫生咨询：对有关婚配、生育保健等问题提供医学意见。③婚前医学检查：对准备结婚的男女双方可能患影响结婚和生育的疾病进行医学检查。第十四条规定：医疗保健机构应当为育龄妇女和孕产妇提供孕产期保健服务。孕产期保健服务包括下列内容：①母婴保健指导：对孕育健康后代以及严重遗传性疾病和碘缺乏病等地方病的发病原因、治疗和预防方法提供医学意见。②孕妇、产妇保健：为孕妇、产妇提供卫生、营养、心理等方面的咨询和指导以及产前定期检查等医疗保健服务。③胎儿保健：为胎儿生长发育进行监护，提供咨询和医学指导。④新生儿保健：为新生儿生长发育、哺乳和护理提供医疗保健服务。

提倡优生的目的是提高出生人口素质，减少出生缺陷。防止出生缺陷、防止遗传病亲子传递成为优生的首要问题。出生缺陷是当今世界各国尤为重视的卫生问题。

二、优生学的分类

优生学是应用遗传学的原理和方法，研究改善人类的遗传素质，防止出生缺陷，提高人口质量的一门科学。

（一）根据优生学研究目标的不同分类

根据优生学研究目标的不同，优生学可分为正优生学和负优生学。

1. 正优生学　是指研究如何增加人群中有利的基因频率，促进体力和智力上优秀个体的繁衍，又称演进性优生学，如提倡优选生育、试管婴儿、人工授精等。

2. 负优生学　是指研究如何降低人群中有害基因的频率，使人类健康地遗传，减少以至于消除遗传病和先天缺陷儿的出生，又称为预防性优生学，如婚前检查与指导、孕前遗传咨询、孕期保健、产前诊断、围产期保护等。

（二）根据优生学涉及的研究领域分类

根据优生学所涉及的科学领域，其类型可分为基础优生学、社会优生学、环境优生学和临床优生学。

1. 基础优生学　偏重从生物学和基础医学研究的角度来揭示优生和劣生的生物学规律，如研究分析导致出生缺陷的因素、其分子学机制、预防出生缺陷的措施等。

2. 社会优生学　偏重从社会学角度研究政策、法令、舆论、道德、教育、经济等人文环境的建设。

3. 环境优生学　侧重于从环境科学的角度研究改善利于人类进化生态环境的方法和途径。主要研究内容包括消除公害，防止各种有害物质对母体、胎儿和整个人类健康的损害等。

4. 临床优生学　偏重从临床医疗技术措施等方面进行对优生的研究。它可分为两大分支：一支主要研究如何避免生出不良的后代，防止患病，淘汰劣生，属于负优生学的内容；另一支主要研究如何生出优秀的后代，从使新生儿先天素质更为优秀的角度研究优生，属于正优生学的内容。

三、优生优育咨询

优生优育咨询是为准备结婚、准备生育及已经妊娠的人群解答有关遗传病的病因、诊断、预防、治疗等问题，提出保健措施并给予指导的服务，主要包括婚前咨询与检查、孕前咨询、孕期咨询等。优生优育咨询不仅适合有遗传病史或具有某些不利因素接触史的对象，也适用于广大健康生育年龄的男女。我国普遍倡导和开展优生咨询工作的时间虽不长，但发展尤其迅速。

（一）婚前咨询与检查

婚前咨询与检查是优生工作的基础。开展婚前咨询与检查是为了保证健康婚配，防止各种疾病，特别是遗传病的传递蔓延。婚前咨询与检查是优生监督的第一关，是提高人口素质的有效措施。现在婚前咨询与检查在全国各地已普遍展开，受到广大群众的欢迎。其内容包括对即将结婚的男女进行全身健康检查和生殖器官检查，必要时做实验室检查。另外，经仔细询问病史，有无遗传病、先天性疾病家族史等，了解双方情况是否适合结婚、生育，进行婚育指导。如近亲或者男女双方均患有重症智力低下应制止双方结婚；有些疾病如性病、麻风病未愈者，精神分裂症、双相障碍和其他精神病发病期间，各种法定报告传染病规定的隔离期限内应建议双方暂缓结婚。

《中华人民共和国母婴保健法》第二章第十条规定：经婚前医学检查，对诊断患医学上认为不宜生育的严重遗传性疾病的，医师应当向男女双方说明情况，提出医学意见；经男女双方同意，采取长效避孕措施或者施行结扎手术后不生育的，可以结婚。

因此，如任何一方患有某种严重的常染色体显性遗传性疾病如强直性肌营养不良、软骨发育不全、成骨不全、脊髓小脑性共济失调、马方综合征等，以及遗传性致盲性眼病如视网膜母细胞瘤、显性遗传性双侧先天性小眼球等，或婚配双方均患有相同的严重隐性遗传病如生长激素缺乏性侏儒症、小头畸形、苯丙酮尿症、肝豆状核变性等，男女一方患有严重多基因遗传病如精神分裂症、双相障碍等，应建议双方婚前绝育。

婚前咨询与检查并不局限于检查，在咨询服务过程中还应进行生殖器卫生指导、性知识指导和避孕知识的指导等。

（二）孕前咨询

1. 选择最佳生育年龄　女性最佳生育年龄 23 ～ 28 岁，男性最佳生育年龄 24 ～ 29 岁。过早或过晚生育发生流产、早产、遗传病、出生缺陷等的概率会大大提高。

2. 选择最佳受孕时机　包括以下内容：选择恰当的避孕方法；避免男女任何一方在患病时生育；受孕前戒烟、戒酒，注意孕前营养；根据不同地区的气候和条件选择最佳受孕季节，选择具有充足的蔬菜、水果和良好日照的季节受孕，有助于孕妇获得营养，利于胎儿的生长发育；按月经周期推算，在排卵的前五天和后四天是最容易受孕的时间，最好将受孕安排在排卵的当天或排卵的前两天。

3. 受孕成功需具备的条件　受孕成功与否取决于精子的质量、数量；运送精卵的通道是否畅通无阻；精卵是否顺利相遇及受精卵种植和发育的子宫内环境是否良好。

（三）孕期咨询

确定妊娠后，孕妇应到当地优生保健部门进行登记、建卡，接受保健指导。优生保健中心应定期对孕妇进行健康检查并做好保健监护，同时对孕妇提供卫生、营养、心理等方面的咨询和指导等。孕妇应从早孕开始就接受孕期指导，如合理的孕期营养、良好的卫生习惯、生活中避免接触有害环境、孕期保持乐观良好的心境、开展胎教指导、定期保健检查，及时发现问题并及时处理，预防严重妊娠并发症或胎儿发育异常，促进母婴健康。

1. 孕期营养咨询　孕期合理营养、均衡膳食是保障母婴健康的基础。妊娠不同时期营养要求不同：在妊娠早期（妊娠前 3 个月），胎儿生长较慢，对营养需求量不大，但要注意营养全面。妊娠中期（妊娠中 3 个月）胎儿生长发育迅速，各种营养物质的需要量都增加。膳食要荤素兼备，粗细搭配。妊娠晚期随着胎儿的不断长大，子宫压迫胃部，孕妇往往吃较少的食物就有饱腹感，故应少食多餐。

2. 不良环境因素及药物致畸风险的咨询　工农业生产及日常生活中接触的化学物质如铝、铅、汞、尼古丁、乙醇、咖啡因等，均可能造成胎儿神经系统缺陷。射线可引起胎儿畸形，射线诱变具有累积效应，孕妇一次大剂量或多次小剂量接受一定量的射线，均会诱发胎儿畸变。

药物对胎儿的影响程度与胎龄、药物的毒性、药物的剂量及服用时间的长短关系密切。胎儿对药物的敏感性在妊娠不同时期差别很大，一般胎龄越小，药物对胎儿的危害越大，妊娠早期胚胎的组织器官处于细胞迅速分裂、分化、发育阶段，药物最易干扰胚胎组织细胞正常分化，可能导致胎儿流产、畸形或器官功能缺陷。因此，应提示妊娠期前 3 个月谨慎用药。因病确需用药者，应在医生的指导下慎重用药，如果在需要药物治疗时拒绝用药，反而会影响胎儿的正常发育。目前公认沙利度胺和治疗痤疮的异维 A 酸有明确的致畸作用，另有报道具有致畸性的药物可见表 13-1。

表 13-1　具有致畸作用的药物及其致畸表现

药物种类	药物名称	致畸表现
抗癌药	甲氨蝶呤	无脑畸形、脑膜膨出、脑积水、腭裂、两耳下移、流产、死胎
	环磷酰胺	四肢缺损、唇腭裂、小眼、发育迟缓、卵巢发育不全、肾畸形
	苯丁酸氮芥	肾、输尿管缺损
	白消安	多发畸形
	6- 巯基嘌呤	脑积水、脑膜膨出、唇裂、腭裂

药物种类	药物名称	致畸表现
激素	己烯雌酚	女婴男性化、男婴女性化、女孩阴道腺癌、男孩尿道异常
	孕酮	女婴男性化
	睾酮	女婴男性化、阴蒂肥大、阴唇愈合、子宫阴道发育不全
	可的松	腭裂、无脑畸形、心脏畸形、胸腺发育不全、免疫功能下降
抗生素	四环素	心脏畸形、先天性白内障、颅内压增高、牙釉质发育不全、骨发育不全
	链霉素	先天性耳聋、小鼻、多发性骨畸形
	卡那霉素	先天性耳聋
	氯霉素	肝损害、灰婴综合征、死胎
镇静催眠药	氯氮䓬	唇裂、腭裂、发育迟缓
	地西泮	多发畸形、胆红素脑病
抗过敏药	马来酸氯苯那敏、苯海拉明	肢体缺损、腭裂、黄疸、新生儿呼吸抑制
抗疟药	乙胺嘧啶、奎宁、氯喹	脑积水、四肢缺陷、视网膜病变、耳聋、血小板减少、死胎
兴奋剂	丙米嗪	短肢
	苯丙胺	脑积水、足或肢畸形、腭裂
	咖啡因	唇裂、腭裂
抗癫痫病	苯妥英钠	先天性心脏病、唇裂、腭裂、多指（趾）畸形
	扑米酮	唇裂、腭裂、多指（趾）畸形
抗血栓药	香豆素	软骨发育不全、鼻缺陷、脑出血、胎盘早剥、死胎
解热镇痛抗炎药	阿司匹林	新生儿出血、畸形、宫内发育迟缓
降血糖制剂	盐酸苯乙双胍	乳酸中毒
	氯磺丙脲、甲苯磺丁脲	新生儿血糖过高

3. 孕期心理咨询　妊娠不同时期孕妇的心理特点不同。妊娠早期，早孕反应导致身体不适；妊娠晚期，由于身体日渐笨重以及孕妇对分娩的恐惧等，孕妇容易产生焦虑、恐惧等负性情绪。孕妇心情舒畅，有利于胎儿的生长发育；孕妇焦虑、恐惧，则会影响胎儿的发育。学会自我心理调节，控制和缓解不良情绪，保持稳定、乐观、良好的心境，有助于胎儿身心健康发展。

4. 有异常孕产史者的咨询　尤其是有习惯性流产史、死胎史和胎儿畸形分娩史的孕妇的咨询。通过询问病史及有关实验室检查，确定异常妊娠史的病因，针对不同病因建议孕妇采取相应措施，有适应证者可进行产前诊断，避免异常胎儿的出生。

四、实现优生的重要途径

（一）出生缺陷及其分类

1. 出生缺陷　指胎儿在母体子宫内由于胚胎发育紊乱引起的身体形态结构、生理功能障碍或代谢缺陷所导致的异常。常见的出生缺陷有无脑儿、脊柱裂、唇腭裂等。广义的出生缺陷还包括低体重、死胎和流产等。

2. 出生缺陷的分类　根据缺陷的严重程度分为轻微缺陷和重大缺陷。根据出生缺陷特点分为变形缺陷、裂解缺陷、发育不良、畸形缺陷四大类。

（1）变形缺陷　指异常压力作用到胎儿身体的某些部位导致的形态改变。如由于羊水过少，宫内压迫引起胎儿马蹄足等。

（2）裂解缺陷　指胎儿身体某些部位在发育过程中由某种原因引起正常组织的损害，如唇裂、腭裂等。

（3）发育不良　指胎儿身体某部位的某一种组织发育不良，如成骨不全等。

（4）畸形缺陷　指胚胎早期由于某种原因造成的身体结构发育异常，是常见且非常严重的缺陷之一，如无脑儿。

（二）出生缺陷干预的策略

随着现代科学技术的发展，预防和控制出生缺陷的可能性大大提高。我国在实行全面食盐加碘预防碘缺乏病等方面取得了显著的成就。出生缺陷干预的关键是预防。为此，世界卫生组织提出了预防出生缺陷的"三级预防"策略。

1. 一级预防　在婚前、妊娠前和妊娠早期进行健康教育、婚前保健、优生检查和咨询指导，包括合理营养、预防感染、谨慎用药、戒烟戒酒、避免接触放射线和有毒有害物质、避免接触高温环境等，预防和减少出生缺陷的发生。

> **链接**
>
> ### 反应停与海豹儿
>
> 反应停，学名沙利度胺，曾用于治疗妊娠呕吐反应。因为其临床疗效明显，一时各国争相上市，使用广泛。几年后，反应停畅销的国家出现许多新生儿的手脚比正常人短小，甚至根本没有臀部或腿部，手脚直接连在身体上，酷似海豹的肢体，被称为海豹儿。大量的流行病学调查研究证明，海豹儿的出现是由于患儿的母亲在妊娠期间服用反应停所致，从此该药被列为孕妇禁用药物。

2. 二级预防　指减少出生缺陷儿的出生，主要指在妊娠期开展产前筛查和产前诊断，减少致死、严重致残缺陷儿的出生。

3. 三级预防　指对新生儿进行先天性疾病筛查和诊断，对出生的缺陷患儿进行救治，预防和减少儿童残疾。

出生缺陷预防工作实施三级预防综合干预，重点是一级和二级预防。自 2010 年起，我国启动实施国家免费孕前优生健康检查项目，为农村计划怀孕夫妇免费提供健康教育、健康检查、风险评估、咨询指导等 19 项孕前优生服务，预防和降低出生缺陷发生风险。目前免费孕前优生健康检查已纳入国家基本公共卫生服务项目，在全国普遍实施，所有符合条件的计划怀孕夫妇均可免费享受孕前优生健康检查服务。

（三）出生缺陷干预的措施

1. 婚前预防　主要指婚前的优生咨询，包括婚前医学检查、婚前卫生指导、婚前卫生咨询等。夫妻进行婚前咨询，可尽早发现或避免对孕育危险的因素。如发现患有严重遗传性疾病、精神疾病和医学上认为不宜生育的疾病时，应听取医生的意见和建议，使其了解有关优生的知识，减轻不必要的心理担忧和纠正错误的认知。

2. 孕前预防　主要包括孕前优生健康教育和优生指导、孕前优生健康检查和孕前风险评估等。

（1）孕前优生健康教育和优生指导　通过多种方式宣传优生优育的科学知识，积极引导其进行优生健康检查，提高其优生优育和预防出生缺陷的知识。如建议适龄夫妇选择最佳生育年龄，把握良好受孕时间，妇女的最佳生育年龄在 23～28 岁，不管男性和女性，最好不要超过 35 岁生育，要选择男女双方身心都处于良好状态时受孕，酒后和身体不适时不宜受孕等。

（2）孕前优生健康检查　如进行 TORCH 五项检查——弓形虫（toxoplasma）、风疹病毒（rubella virus）、巨细胞病毒（cytomegalovirus）、单纯疱疹病毒（herpes simplex virus）、其他病原体（other，如柯萨奇病毒、衣原体等）检查，其中任何一类病原体的感染均可导致胎儿畸形和发育异常。妇女在准备怀孕前应去医疗单位和计划生育技术服务机构抽血做 TORCH 检查，若体内缺乏风疹病毒保护抗体，孕期则有可能受风疹病毒感染，最好去疾控中心注射风疹疫苗；若发现正处于 TORCH 感染期，则应暂时避免妊娠，并积极治疗。

（3）孕前风险评估　主要指通过孕前的医学检查和遗传咨询，形成评估建议。如有遗传病、先天畸形家族史或生育史、智力低下或多发畸形、长期接触不良环境因素、不明原因反复流产或不孕不育的夫妇，应于孕前去优生遗传门诊接受咨询指导。

3. 孕期预防

（1）孕期避免接触有害的因子　一般孕后第 5～10 周受到不良因素影响，最容易引起胎儿畸形，此期尤其要注意自我保健。整个妊娠期，都应对胎儿实施优生保护。要少去公共场所，不要接触动物，预防病原体感染；戒烟酒，不滥服药，避免接触各种有毒有害物质、放射线和高温环境。

（2）营养均衡、膳食合理　充足的营养是胎儿健康发育的基础，某些营养素的严重缺乏，也可导致胎儿发育不良甚至畸形，如孕妇缺乏叶酸，可导致胎儿无脑、脊柱裂、腭裂等开放性神经管缺损和低体重。而孕妇营养过剩则会刺激脂肪细胞分化，可能导致孕妇自身会出现高血压或高血糖等合并症，也会导致孕育巨大儿概率大大增加。因此孕期营养全面、膳食合理对胎儿生长发育及防止先天性缺陷都是至关重要的。

（3）做好孕期检查　及时去医院建卡，定期接受检查。尤其是年龄在 35 岁以上、从事接触有毒有害物的职业、有出生缺陷儿生育史的孕妇，应于妊娠早期及中期进行出生缺陷风险筛查，如妊娠 11～14 周的颈后透明带扫描（NT）检查、妊娠早期（9～13 周）和妊娠中期（14～22 周）唐氏综合征筛查等。

4. 出生后干预　在孕前和产前干预不能实施或者不能达到完全干预效果的情况下，可在出生后进行治疗性干预，即对某些出生缺陷进行相应的食物、药物、手术、基因治疗，改善预后，防止疾病的发展，减少智力低下的发生。

5. 健康教育　针对可能导致出生缺陷的各个环节，在广大育龄妇女中普遍开展生殖健康、遗传咨询，婚前检查及孕期保健知识教育。开展多种形式优生知识讲座，让每一对育龄夫妇都能基本掌握优生知识，提倡自觉婚前健康检查，提高婚检疾病筛查率。

6. 群体筛查　利用生物检测技术，筛查与出生缺陷发生有关的危险因素并进行治疗。

第 2 节　遗 传 咨 询

一、遗传咨询的概念

遗传咨询是指医学遗传学专家就咨询者提出的家庭中遗传性疾病的发病原因、遗传方式、诊断方法、预后、防治等问题给予解答并提出建议的过程。

二、遗传咨询的对象与内容

（一）遗传咨询的对象

1. 近亲婚配的夫妇。

2. 夫妻双方或一方患有某种遗传病或有遗传病家族史者的夫妇。

3. 已生育过一个有遗传病或出生缺陷患儿的夫妇或者直系、旁系亲属生过遗传病或出生缺陷患儿者。

4. 夫妇双方或一方不明原因智力低下或患精神分裂症。

5. 多次反复自发性流产史或闭经不孕的妇女。

6. 性生殖器官发育异常者。

7. 婚后多年不育夫妇。

8. 家族内连续发生原因不明疾病的夫妇。

9. 35 岁以上的高龄孕妇。

10. 胎儿宫内发育迟缓的孕妇。

11. 长期接触不良环境因素的育龄青年男女。

12. 孕期接触不良生物、化学、物理因素或患有某些慢性病的孕妇。

（二）遗传咨询的内容

遗传咨询是一个复杂的过程，常需要多次反复咨询，才能对咨询者提出的各种问题予以回答，并对处理方法做出决策。遗传咨询的主要内容包括对咨询者进行身体检查、了解其家族史、绘制系谱、分析是否具备遗传病的特点并确定遗传方式、推算遗传病的再发风险、向咨询者提出防治对策和建议等。

三、遗传咨询的步骤

遗传咨询的基本程序为病情诊断、系谱分析、医学检测（染色体、基因、生化检查等）、遗传方式分析及发病率评估、提出预防措施等。在遗传咨询过程中，咨询医生面对不同的咨询者，都应该起主导作用，可以遵循以下步骤进行。

（一）采集信息

首先是询问病史。详细询问先证者：①先证者的症状、发病年龄、发病原因、有害因素接触史及父母双方的血缘关系和职业，特别是母亲妊娠前 3 个月有无接触有害因素，如射线、有害化学物质、有毒气体等。②有无慢性病史，如慢性肝炎、糖尿病、高血压等；有无病毒感染史等。③有无缺氧、高热及用药史，如镇静催眠药、四环素、氯霉素、烷化剂等。④母亲是否生过畸形患儿、有无自然流产史等。

尤其要询问家族史，通过询问家族史绘制系谱。询问家族史时，应从患者的同胞开始问起，然后再分沿父系和母系追问，尤其不要遗漏先证者的一级亲属，将上述情况绘制成系谱。另外，通过临床检查、染色体核型分析、生化检测及基因诊断等方法，尽可能做出准确诊断。

（二）确定遗传方式

根据绘制的完整系谱，进行系谱分析，结合临床特征和实验室检查结果，诊断咨询对象的遗传病种类及其遗传方式。

（三）再发风险评估

不同的遗传病，其后代的再发风险均有其各自独特的规律，仅确定为遗传病，还不能达到咨询的效果。例如，肌营养不良症是一种遗传病，但临床上可分为假肥大型、肢带型及面肩肱型，三个型的遗传方式是完全不同的，在亲属与子女中再出现患者的概率也不相同。因此，在遗传咨询中，明确遗传病并确定遗传方式以后，必须对疾病进行再发风险评估。再发风险即复发风险率，是指某一遗传病患者的家庭成员中再次出现该病的概率。

（四）制订对策和措施

患者或其家属通过遗传咨询，希望得到明确答复和指导。因此，在准确诊断、评估出遗传病的再发风险后，医生应向咨询者提供建议和今后应采取的措施。此时应特别强调咨询医生只提出可供咨询者选择的若干方案，并陈述各种方案的优缺点，让咨询者本人做出抉择，而医生不应代替咨询者做出决定。但对于我国相关法律法规中强制性的条例，咨询医生应说服咨询者按国家有关规定执行。在计算出再发风险的基础上，咨询医生可以提出以下对策，供咨询者选择。

1. 产前诊断　先证者所患遗传病较严重且难以治疗，再发风险高，患儿父母又迫切希望再生育一个健康的孩子时，可运用产前诊断，进行选择生育。

2. 冒险再次生育　先证者所患遗传病的病损不太严重，且再次生育的发病风险在 4% ~ 6% 时，可以选择再次生育。

3. 采用辅助生殖技术　辅助生殖技术包括人工授精、胚胎移植和体外受精。夫妇双方是常染色体隐性遗传病患者或男方是导致高风险可活畸胎出生的染色体平衡移位携带者、常染色体显性遗传病患者等可采用健康捐精者的精液进行人工授精。对于女方为常染色体显性遗传病患者、X 连锁遗传病患者或其他可导致高风险可活畸胎出生的染色体平衡移位携带者等情形的，可以采用健康捐卵者的卵子进行体外受精或子宫内植入的生殖技术。

4. 植入前诊断　对一些遗传病可以有目的地选择健康的受精卵进行植入前诊断，但对于植入后在胚胎发育过程中同样有可能发生染色体异常等疾病，因此应在妊娠早期做绒毛取样或在妊娠中期做羊水取样进行产前诊断。

5. 不再生育或领养　对一些危害严重易致残或致死的遗传病，目前尚无有效的产前诊断技术或治疗措施，同时复发的风险等级高的遗传病，适宜采取这种对策。

6. 结婚但不生育　高风险患病概率的准夫妇，可采取绝育的方式避孕，但需慎重选择。

7. 终止结婚或离婚　对于准夫妇或已婚夫妇属于近亲婚配又有生育意愿的，可以采取此对策。

对于咨询者决定采取某种对策后，咨询医生应帮助咨询者实施，并依据咨询记录进行及时随访。

四、遗传咨询的注意事项

遗传咨询是一种特殊的医学服务，会遇到各种不同的咨询者，临床医生或遗传学工作者都应做到一视同仁、公平对待，应对遗传病患者及家属提出的某病的病因、遗传方式、诊断、治疗、预后和复发风险等问题给予科学答复，并提出建议或指导性意见，以供咨询者参考。在此过程中必须遵守以下原则。

1. 关心咨询者　担心、忧虑是咨询者在遗传咨询中最主要的表现。咨询者及家庭成员常表现出恐惧或相互指责等复杂的心理状态。咨询医生应持关心态度，利用科学知识耐心解释，最大限度地减少咨询者及家庭成员的忧虑、担心和恐惧。

2. 尊重隐私权　在进行家系调查时，咨询者的隐私权应得到充分的尊重。咨询室应与一般诊室分开，医生应与咨询者在专门的房间内单独谈话。咨询时，除必要的医护工作人员外，禁止无关人员进入。在未得到咨询者的完全同意之前，咨询者的信息、咨询信息、检查结果等不得向任何第三方泄露，为咨询者保密是医务工作者最基本的职业道德要求。遵循保密原则可以帮助医生在短时间内与咨询者建立起相互信赖的医患关系，掌握更为完整的病史和家系资料，绘制出更为完整、准确、全面的系谱，做出更为可靠的诊断和发病风险的计算，使咨询者可以根据医生的建议正确合理地安排和计划。

3. 尊重知情同意权　咨询者有权决定是否接受医生建议的遗传学检查（如临床检查、实验室生化检查、染色体检查等）。在遵循自愿及知情同意的原则下，医生应让咨询者充分了解检查的目的和程序、必要性和风险，争取他们的主动配合；如果需要产前诊断，执行前医生有必要让孕妇了解目前的状况，胎儿患某种遗传病的危险性及可能的后果，所实行的产前诊断及其技术操作的安全性、风险性及结果的不确定性等，并签署知情同意书；咨询医生在某些情况下可能得不到确切的诊断，或不能确认个体的携带状况，咨询医生应面对现实，如实将情况告知咨询者。

4. 尊重自主权　是否接受优生咨询服务由当事人决定；咨询医生的责任是在遗传咨询过程中根据咨询和检查的结果向咨询者提供意见和建议，详细介绍疾病的发病原因及可能生出患儿的风险，帮助他们科学地分析考虑婚姻、生育等问题。医生提供的意见是非指令性的，必须尊重咨询者做出决定的自主性和价值观，至于是否婚育，是否采取相应的措施和方法，如产前诊断、终止妊娠、绝育等，除了法律规定的以外，决定权在咨询者本人。

除此以外，临床医生或遗传学工作者还应该做到熟悉相关业务，以便对就诊者做出正确的诊断，并准确无误地回答就诊者的提问。对于难以肯定的问题，切不可武断下结论；还应当注意咨询者的心理状态，予以心理疏导；对就诊者的主诉、临床和实验室检查结果、系谱等应建立系统的档案，以便对就诊者及其亲属，特别是携带者的婚配与生育提供指导，这对防止严重遗传病和先天畸形患儿的出生，提高优生咨询的效果具有重要作用。

五、遗传咨询的实例分析

实例 1

某夫妇曾生育过一个唐氏综合征患儿，现再次妊娠，担心再生出同病患儿来院咨询。

解答：先了解病史、家族史，采用染色体检查核实夫妻双方核型，并验证其患儿的核型，确定其核型类型。如果证实患儿的核型为 47，XX（XY），+21，而双亲核型正常，则其再次生育唐氏综合征患儿的风险约为 1/1000，即为群体发病率。如果此妇女年龄 ≥ 35 岁，则再发风险会增加至 1/100（即 6 ～ 10 倍）。如果发现双亲之一（特别是母亲）为染色体易位型携带者，则风险率大大地增高，此时应嘱该妇女孕期应做绒毛取样、羊水穿刺等产前细胞遗传学检测。

实例 2

一位 38 岁女性怀上二胎，定期到医院进行产检，虽然每次的检查结果都是良好，但朋友说她是高龄产妇，生畸形胎儿的概率非常高，她在提心吊胆中度过了前 3 个月，因担心生出畸形患儿前来遗传咨询，你如何对其生育进行指导？

解答：高龄孕妇进行遗传咨询时面临的主要问题是是否会生出畸形患儿。优生是一个复杂的过程，良好的遗传基础是优生的首要条件，新生命的孕育过程中除了遗传因素的影响外，还会受到环境、营养和疾病等非遗传因素的影响。

从遗传因素的角度来分析，高龄妇女卵细胞发生染色体不分离的机会大大增加，产生染色体异常的卵子概率增加，因而受孕后生出染色体畸形的患儿风险也增加，其中最常见的染色体遗传病就是唐氏综合征，其他类型染色体异常的总发生率约为唐氏综合征的 2 倍。因此，应建议这位高龄孕妇在妊娠 16 ～ 18 周进行唐氏筛查，如经济条件允许可直接做无创产前 DNA 检测如果检查结果是高风险妊娠，有必要做羊水穿刺检查，进行胎儿染色体核型分析，以免生出染色体遗传病患儿。

从非遗传因素的角度来说，可建议该孕妇孕期避免接触有害的生物、化学、物理等因素，如不要接触动物，防止病原体感染；戒烟酒，不滥服药，避免接触各种有毒有害物质、放射线和高温环境；注意孕期营养均衡、合理膳食等。最大限度降低不良环境因素对胎儿生长发育的影响。

实例 3

一对年轻夫妇生出了一个先天性聋哑的女儿，夫妇两人的家庭成员中皆无此病患者。他们想生第二胎，并担忧先天性聋哑的女儿的未来生活，来院进行遗传咨询。

解答：先天性聋哑在我国人群中的发病率较高，约为 1/1500。目前我国有 2000 多万聋哑人，占残疾人总数的 1/3。先天性聋哑的发生原因很多，由不同的遗传基础引起，并且环境因素也可形成拟表型，表现为高度的遗传异质性。而遗传因素所导致的先天性聋哑中，绝大部分是常染色体隐性遗传，它包括有多对等位基因，如 A（a）、B（b）、D（d）、R（r）等，每种基因的纯合子（如 aa 或 rr）都会导致先天性聋哑的发生。此外，还存在常染色体显性遗传和X连锁遗传的类型。因此，进行有关先天性聋哑的遗传咨询时，必须请耳鼻喉科医生会诊。根据耳鼻喉科医生的检查结果，确认其疾病类型和遗传方式后，才能更好地进行预防和提出对策。

听力正常的夫妇生出先天性聋哑患儿，应考虑常染色体隐性遗传方式，因此，他们两人可能都是同一先天性聋哑致病基因的携带者。再次生育时，生出先天性聋哑儿的风险为1/4（25% > 10%），属于高风险，故不宜再生育。但也可能是母亲在妊娠早期感染过风疹病毒等不良环境因素而致聋。所以，必须请耳鼻喉科医生会诊后方能做出准确断定。他们的聋哑女儿将来如果与另一个聋哑男性结婚。如果他们二人都是由同一种突变基因纯合子（aa）所致的聋哑，那么，他们所生的每一个孩子都是先天性聋哑患儿。如果他们二人是由于不同致病基因纯合子所致的先天性聋哑，如一个是aaBB，另一个是AAbb时，那么，他们所生子女将全部正常，并且是两个不同致病基因的双重携带者（AbBb）。如果他们的女儿和听力正常的男性结婚，孩子一般都不发病，但都将是聋哑致病基因携带者。如果这个聋哑女儿是由于母亲在妊娠早期感染过风疹病毒等不良环境因素而致聋，则她的孩子一般不会发病。

目标检测

A₁型题

1. 下列哪种医学技术属于正优生学的技术范畴（   ）
   A. 婚前检查　　　　　B. 孕前遗传咨询
   C. 孕期保健　　　　　D. 体外受精与胚胎移植
   E. 产前诊断

2. 下列哪种医学技术属于负优生学的技术范畴（   ）
   A. 试管婴儿　　　　　B. 人工授精
   C. 胚胎移植　　　　　D. 提倡优选生育
   E. 产前诊断

3. 优生优育咨询不包括（   ）
   A. 孕期心理咨询　　　B. 婚前咨询
   C. 孕前咨询　　　　　D. 孕期营养咨询
   E. 产后咨询

4. 从优生优育的角度来说，女性的最佳生育年龄是（   ）
   A. 23～28岁　　　　　B. 20～23岁
   C. 18～20岁　　　　　D. 28～32岁
   E. 32～35岁

5. 下列哪类人群不是常见的遗传咨询对象（   ）
   A. 直系血亲夫妇
   B. 有反复流产史的妇女
   C. 多次婚史的男性
   D. 高龄妇女
   E. 婚后多年不孕不育的夫妇

6. 遗传优生咨询过程中应遵循的原则不包括（   ）
   A. 知情同意权　　　　B. 自主选择权
   C. 关心咨询者　　　　D. 医生决定权
   E. 保密原则

（钟　焱）

实验一　显微镜的使用

一、实验目标

1. 掌握普通光学显微镜的使用方法。
2. 熟悉普通光学显微镜的结构及功能。
3. 了解普通光学显微镜的维护方法。

二、实验用品

普通光学显微镜、标本片（如人血涂片）、擦镜纸、镊子、香柏油、二甲苯。

三、显微镜成像的原理

光源（→反光镜）→光圈→聚光器→标本→物镜→在镜筒内形成标本放大的实像→目镜→把经过物镜形成放大的实像进一步放大→眼。

四、实验内容及方法

（一）显微镜的结构

显微镜由机械装置和光学系统两大部分构成。

1. 机械装置部分

（1）镜座　位于显微镜最底部。现有显微镜在镜座内装有照明光源等部件。

（2）镜臂　镜柱上方和转换器连接部分。

（3）镜柱　直立于镜座上的短柱。

（4）镜筒　安装在镜臂前方的圆筒状结构，上接目镜，下接转换器。镜筒有单筒和双筒两种。

（5）载物台　位于转换器下方的方形或圆形的平台，是放置标本的地方。其中央有一个通光孔。在载物台上安装有用于固定标本的弹簧夹和指示标本位置的游标卡尺，载物台下装有标本推进器，用于标本前后左右移动。

（6）物镜转换器　装在镜筒下方的圆盘状结构，可顺反方向自由旋转，其上有 2～4 个圆孔，用以安装不同放大倍数的物镜。

（7）调焦器　位于镜柱两侧，为调节焦距的装置，分粗调焦螺旋和细调焦螺旋。粗调焦螺旋可使镜筒或载物台较大幅度地升降，适于低倍镜观察时的调焦；细调焦螺旋可使镜筒或载物台较小幅度地升降，适用于高倍镜和油镜的聚焦或观察标本的不同层次，精细调节焦距。

2. 光学系统部分

（1）目镜　安装在镜筒的上端，由一组透镜组成，作用是把物镜所放大的倒立实像再次放大成一个虚像。常见的有 5×、10×、15× 和 20× 等不同放大倍率的目镜。

（2）物镜　安装在物镜转换器上，由一组透镜组成，作用是将标本第一次放大成一个倒立的实像。物镜一般可分低倍镜（4× 或 10×）、高倍镜（40× 或 45×）和油镜（90× 或 100×）等 3 种不同放大倍率的物镜。显微镜的放大倍数是目镜和物镜放大倍数的乘积。

（3）聚光器　位于载物台的通光孔的下方，由一组凹透镜组成，可汇集来自内置光源的光线或反光镜反射的光线。在其左下方有一调节螺旋可使其升降，调节光线的强弱，升高时使光线增强，反之则光线变弱。

（4）光圈　位于聚光器下的圆形光圈，由薄金属片组成，中心形成圆孔，外侧有一小柄，可使光圈的孔径开大或缩小，以调节光线的强弱。

（5）反光镜　位于聚光器的下方，由一平面和另一凹面的镜子组成，可向各方向转动，作用是采集光线，光线较弱时用凹面镜，反之用平面镜。现有的光学显微镜一般都自带光源而没有反光镜。

（二）显微镜的使用

1. 安放　从显微镜柜或镜箱内拿出显微镜时，右手紧握镜臂，左手平托住镜座，平稳地将显微镜搬运到实验桌上。放置显微镜在身体的左前方，离桌边至少约一拳处。

2. 对光　打开电源开关，转动粗调螺旋，使镜筒略升高或使载物台下降，转动物镜转换器，使低倍物镜对准通光孔；将聚光器上调至最高处，光圈开到最大；用左眼向目镜内观察，同时调节反光镜的方向（自带光源显微镜，调节亮度旋钮），调节聚光器的高度和光圈的大小，使视野内的光线均匀、亮度适宜。

3. 低倍镜的使用

（1）标本放置　将标本放置到载物台中央，标本对正通光孔的中心，用弹簧夹固定好。

（2）调节焦距　侧视低倍镜，转动粗调焦螺旋使镜头下降或载物台上升，至镜头距标本约0.5cm处，一边观察目镜，一边用双手慢慢转动粗调焦螺旋使镜筒上升或使载物台下降，直至视野中出现物像为止，再转动细调焦螺旋，使视野中的物像最清晰。

4. 高倍镜的使用

（1）选择目标　先用低倍镜找到需要观察的物象，将其移至视野中央，转动细调焦螺旋，使观察的物像最清晰。

（2）换用高倍镜　从侧面观察，转动物镜转换器至高倍镜，并对准通光孔，注意避免镜头与标本片相碰擦。

（3）调节焦距　边观察目镜，边用双手稍稍调节细调焦螺旋，使物像最清晰。如视野光线太弱，可升高聚光器或放大光圈孔径或选用凹面反光镜调节光线，使视野亮度适宜。

5. 油镜的使用

（1）用低倍镜找到所需观察的标本物像后，将要观察的部分移至视野中央。

（2）转动物镜转换器，移开低倍镜，在通光孔上方的标本处滴一滴香柏油，侧面观察镜头与标本片，慢慢转换油镜，使镜头浸入油中。

（3）边观察目镜，边用双手稍微调节细调焦螺旋，使物像最清晰。如果油镜上升或载物台下降至离开油面还未看清物像，则需重新按上述步骤调节。

（4）油镜使用完后，上升油镜或下降载物台，将油镜头转出，先用擦镜纸擦去镜头上的油，再用擦镜纸蘸少许二甲苯擦去镜头上残留油迹，最后再用擦镜纸擦拭2～3次即可。

6. 使用后的整理　观察完毕后，上升镜筒或下降载物台，再下降聚光器，转动转换器，使物镜与通光孔错开，然后取出装标本片。清洁好显微镜，罩好防护罩，按取镜的方法放回原位。

五、实验注意事项

1. 取放显微镜时动作要轻，一只手托镜座，一只手握镜臂，防止目镜、物镜等脱落损坏。

2. 油镜用后一定要擦拭，防止油干影响其使用寿命；注意擦镜时一定要用专用擦镜纸。

六、实验报告

注明显微镜各部分的结构名称（实验图 1-1）。

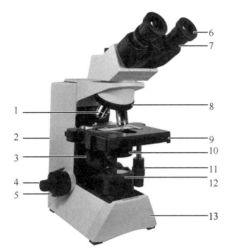

实验图 1-1　显微镜的结构

实验二　人类 X 染色质标本制备

一、实验目标

1. 掌握人类 X 染色质标本的制备方法。
2. 熟悉人类 X 染色质检查的临床意义。
3. 能观察人类 X 染色质的形态特征、数目及所在部位。

二、实验用品

人的口腔黏膜上皮细胞、显微镜、载玻片、盖玻片、玻璃皿、擦镜纸、吸水纸、牙签、镊子；95% 乙醇、醋酸洋红染液、5mol/L 的 HCl 溶液。

三、实验原理

一个个体不论其细胞中有几条 X 染色体，都只有一条具有转录活性，其余的 X 染色体均失活形成异固缩的 X 染色质。人类正常女性的体细胞中有两条 X 染色体，其中失去活性的这条 X 染色体，在间期细胞中经特殊染色，可观察到核膜边缘出现直径 1μm 左右浓染的小体，呈平凸形、三角形、扁平形等，即 X 染色质。而正常男性只有一条 X 染色体，这条 X 染色体在间期细胞始终保持活性，故无 X 染色质形成。检测间期细胞中 X 染色质，既可用于性别的鉴定，也可用于临床性染色体病的诊断。

四、实验内容及方法

（一）标本的制作

1. 取材　让受检者用水漱口数次，然后用牙签钝头部在口腔两侧颊部刮取黏膜上皮细胞，弃去第一次刮到的细胞，在原位连刮数次。

2.涂片 将刮取的口腔黏膜上皮细胞均匀地单向（涂片时只能从左至右或右至左，切勿来回涂抹）涂在干净的载玻片上，涂抹范围约一张盖玻片大小，然后晾干。

3.固定 将晾干的口腔黏膜上皮细胞涂片，放入盛有95%乙醇的玻璃皿内固定30分钟。

4.水解 将固定后的玻片标本置于蒸馏水中漂洗几分钟，浸入到盛有5mol/L HCl溶液的玻璃皿中，室温水解10～20分钟后，用干净蒸馏水冲洗3～4次，充分洗去残留的HCl。

5.染色 在晾干的玻片标本上滴一滴醋酸洋红染液，室温下染色10～20分钟。

6.盖片 将染色好的玻片标本用蒸馏水漂洗3次，稍干后盖上盖玻片，取吸水纸吸去多余蒸馏水。

（二）观察

取制备好的标本置于显微镜低倍镜下，选择核较大，染色清晰，轮廓完整，核质呈均匀细网状的细胞进行观察，然后换高倍镜观察。可见 X 染色质大多位于核内膜边缘，直径 1μm 左右，为染色较深的浓染小体，其形状为平凸形、三角形、扁平形等。

五、实验注意事项

1.刮取口腔黏膜上皮细胞前要漱口，防止口腔细菌和食物残渣污染，影响观察效果。

2.口腔颊部刮片时，用力要适当、均匀，以求刮下的细胞可以观察到 X 染色质。

3.掌握好 HCl 水解的时间和温度。

4.染色时间不要太长，否则核质着色深，X 染色质不易区分。时间过短，则着色不够，难以观察。

六、实验报告

观察 100 个可计数细胞，计算显示 X 染色质细胞所占的比例。可计数细胞的标准是：核较大，轮廓清楚完整，核质染色呈网状或颗粒状，分布均匀，核膜清晰，无缺损，染色适度，周围无杂质。正常值：男性 1% 以下或没有，女性 30% 以上。

绘制三个典型细胞，注明 X 染色质的形态和部位。

实验三 人类非显带染色体核型分析

一、实验目标

1.掌握人类非显带染色体核型分析的基本方法。

2.熟悉人类染色体的形态结构和分组特征。

3.能正确描述核型。

二、实验用品

正常人类染色体标本片、人类非显带染色体放大照片、核型分析报告单；显微镜、剪刀、直尺、胶水、擦镜纸、香柏油、二甲苯等。

三、实验原理

人类正常体细胞染色体数为 46 条，其中 44 条为常染色体，2 条为性染色体。以人类染色体的国际标准命名体制（丹佛体制）为标准，将常染色体分为 A、B、C、D、E、F、G 共 7 个组，其中常染色体 22 对，用阿拉伯数字由大到小编号，性染色体 1 对，大的为 X 染色体，小的为 Y 染色体。X 染色体归入 C 组，Y 染色体归入 G 组，每组染色体都有特定的形态特征。

四、实验内容及方法

（一）正常人类染色体标本片的观察

取一张正常人类体细胞染色体标本片置于显微镜下，先在低倍镜下观察，可见许多大小不等，染成紫色或紫红色的间期细胞和分散在其间的中期分裂象，再用高倍镜找到染色体清晰且分散良好的中期分裂象，移至视野中央，然后换油镜仔细观察。重点观察染色体大小、着丝粒位置、有无副缢痕或随体等主要形态特征。

（二）人类非显带染色体的核型分析

1. 计数　每人取两张人类非显带染色体放大照片（一张作为对照，一张用作分析剪贴），首先计数染色体总数，确定有无染色体数目异常（实验图 3-1）。为了便于计数和避免计数时发生重复和遗漏，在计数前，先按染色体自然分布的图形大致分为几个区域，然后按顺序计数出各区染色体的实际数目，最后加起来即为染色体总数。

2. 分组编号　仔细用尺子测量辨认每条染色体，根据每组染色体的形态特征，用铅笔在其旁边标明组别及序号，先辨认 A、B、D、E、F、G 组，最后辨认 C 组。标注完后，再检查一次有无遗漏或错误。并根据各染色体组的特点，进行各对同源染色体配对。

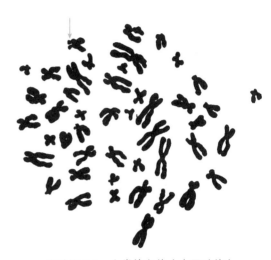

实验图 3-1　人类染色体（↓示随体）

3. 剪切　将照片上的染色体按标明的序号逐个剪切下来。

4. 排列　将剪切下来的染色体，按短臂朝上，长臂朝下，着丝粒置于同一直线上的原则，依次排列在预先划分好的核型分析报告单上。

5. 校对　按染色体的大小和着丝粒位置，以及染色体组的形态特点，再次校对调整排列。

6. 粘贴　用牙签挑取少量胶水，小心地将每号染色体依次粘贴在核型分析报告单上。

7. 分析结果　辨别该核型的性别，并写出核型。

五、实验注意事项

1. 按染色体轮廓剪成长方形，以便排列、配对和粘贴。

2. 操作时，不要对剪下的染色体纸片打喷嚏、咳嗽、大声说话，以免把染色体纸片吹跑遗失。

3. 将性染色体排列在 G 组旁。

4. 粘贴时，一对染色体要排列紧密，不要有间隙，而不同对染色体间要有间隙。

六、实验报告

完成人类染色体核型分析报告。

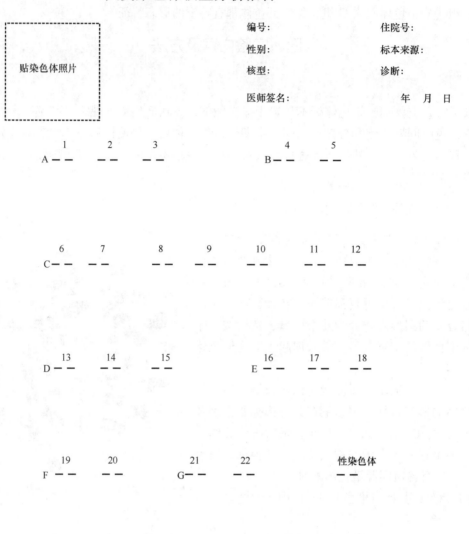

班级：　　　　　　　　　姓名：

实验四　减数分裂

一、实验目标

1. 掌握减数分裂各个时期染色体的动态变化和形态特征。
2. 熟悉细胞减数分裂染色体标本装片的制作技术。

二、实验用品

雄性蝗虫或蚱蜢的精巢；减数分裂视频、显微镜、载玻片、盖玻片、小镊子、剪刀、解剖针、解剖盘、玻璃皿、酒精灯、滴瓶、吸水纸；95% 乙醇溶液、70% 乙醇溶液、50% 乙醇溶液、30% 乙醇溶液、卡诺氏（Carnoy）固定液、改良苯酚品红染液。

三、实验原理

减数分裂是一种特殊的有丝分裂。其特点是染色体只复制一次，细胞连续分裂两次，结果形成四个细胞，每个子细胞的染色体数目是原来母细胞的一半。在减数分裂过程中，同源染色体之间发生联会、交换和分离，非同源染色体之间进行自由组合。染色质（染色体）为嗜碱性物质，将处于减数分裂不同时期的精母细胞固定后，用碱性染料染色，染色质（染色体）则被染成红色，而细胞质不着色，显微镜下清楚可见。

四、实验内容及方法

（一）观看减数分裂视频

（二）雄性蝗虫精巢精曲小管标本装片的制作与观察

1. 采集蝗虫　在夏秋季节，可用手抓或用网捕捉的方法，采集成熟的雄性蝗虫。雌雄蝗虫的鉴别：雄性蝗虫的腹部末端朝上，形似船尾，雌性蝗虫的腹部末端分叉。

2. 取材与固定　将雄性蝗虫放置在玻璃皿中，剪去雄性蝗虫的头、翅和附肢，沿着腹部背中线剪开体壁，用镊子取出腹腔中的两个精巢（黄色，圆块状，左右各一）。将精巢放入到卡诺氏固定液中，固定24小时后，再换95%乙醇溶液浸泡30分钟，最后浸泡于70%乙醇溶液中，保存在4℃的冰箱里，长期备用。

3. 染色　用镊子取一小段精巢，置于载玻片中央，用解剖针将精曲小管拨开，除去外围脂肪；再放入玻璃皿中，依次用50%乙醇溶液、30%乙醇溶液和清水漂洗2～3次；最后放入盛有改良苯酚品红染液的玻璃皿中染色15～20分钟。

4. 压片　用镊子取2～3条已染色的精曲小管，置于载玻片中央，加一滴染液，盖上盖玻片，取一张吸水纸，吸去多余的染液。在盖玻片上覆盖一张吸水纸，以左手示指和中指按住盖玻片边缘，右手用铅笔的橡皮头端均匀垂直敲击，使细胞和染色体分散铺展开。将压片在酒精灯上轻轻掠过2～3次，微微加热，使染色体染色更深。

5. 镜检　将压片先置于低倍镜下观察，可见到许多分散排列的细胞，处于减数分裂各个时期的分裂象。选取较清晰的区域移到视野中央，然后转到高倍镜下确认细胞所属时期。在压片中可以看到从精母细胞到成熟精子不同时期染色体的动态变化特点和位置。蝗虫的染色体雄性为$2n=23$，性染色体为XO型，即只有一条性染色体X。

减数分裂结束后，1个初级精母细胞形成4个精细胞，每个精细胞中含有单倍性染色体，即$n=11$或$n=12$。精细胞经过变形成为精子。

五、实验注意事项

1. 取材时精曲小管的量不宜太多，否则细胞易重叠。

2. 压片时，注意掌握力度，不仅要使细胞相互分散开，还要防止细胞破裂。

3. 蝗虫精母细胞分裂期Ⅰ形成的子细胞，经过短暂的间期，进入分裂期Ⅱ。间期Ⅱ和前期Ⅱ不易观察到，显微镜下可见直接从末期Ⅰ进入中期Ⅱ的细胞。

4. 分裂期Ⅱ各期的特点与一般有丝分裂相似，但是最后形成染色体数目减半的精细胞，经过变形成为精子。

六、实验报告

绘制减数分裂各时期的染色体变化简图。

实验五　人类遗传病系谱分析

一、实验目标

1. 观看人类遗传病视频，熟悉常见遗传病的主要临床表现。

2. 熟悉系谱的绘制方法。

3. 通过系谱分析，能推测系谱中各成员的基因型及计算遗传病再发风险。

二、实验用品

多媒体设备、人类遗传病视频、单基因遗传病系谱。

三、实验原理

单基因遗传病指受一对等位基因控制而发生的疾病，根据致病基因的性质（显性或隐性）及其所在染色体（常染色体或性染色体）可分为常染色体显性遗传、常染色体隐性遗传、X连锁显性遗传、X连锁隐性遗传等不同的遗传方式。通过系谱分析可确定其可能的遗传方式，推测家系各成员的基因型，估计遗传病发病的再发风险。

四、实验内容及方法

（一）观看人类遗传病视频

1. 观看前教师介绍人类遗传病有关的内容和注意事项。

2. 观看结束后，与同学们一起归纳单基因遗传病各遗传方式的系谱特点，以及单基因遗传病、多基因遗传病和染色体遗传病的主要区别。

（二）单基因遗传病系谱的绘制和分析

1. 绘制系谱　案例1：通过前期家族史调查，先证者为男性白化病患者。请根据以下信息绘制系谱。

（1）先证者的祖父祖母都正常。

（2）先证者的大姐、三弟、四弟、五妹及他们的父母都正常。

（3）先证者父亲有一弟、二妹，先证者的叔、婶和他们的二女和二子，以及先证者的姑妈、姑丈和他们的四子一女都正常。

（4）先证者叔叔的一子和先证者姑妈的一女婚后，其子女中一女为白化病患者、一女一子正常。

2. 系谱分析　案例2：观察下列遗传病系谱并分析讨论（实验图5-1），回答下面问题。

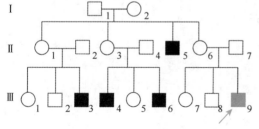

实验图5-1　遗传系谱（一）

（1）判断该系谱反映遗传病的遗传方式是什么？

（2）写出先证者的基因型。

（3）II₅ 的致病基因由谁传递而来？为什么？

（4）如果 III₄ 与正常人结婚，估计其子女的再发风险。

（5）临床上有哪些常见的遗传病属于此类遗传方式？

案例 3：观察下列遗传病的系谱并分析讨论（实验图 5-2），回答下面问题。

（1）判断该系谱反映遗传病的遗传方式是什么？

（2）写出先证者的基因型。

（3）为什么 II₃ 和 II₇ 的家庭中没有患者？

（4）如果 III₇ 与正常人结婚，估计其子女的再发风险。

（5）临床上有哪些常见的遗传病属于此类遗传方式？

案例 4：观察下列遗传病的系谱并分析讨论（实验图 5-3），回答下面问题。

（1）判断该系谱反映的遗传病的遗传方式是什么？

（2）先证者与正常男性结婚，其子女的再发风险为多少？

（3）临床上有哪些常见的遗传病属于此类遗传方式？

实验图 5-2　遗传系谱（二）

五、实验注意事项

1. 绘制系谱时一定先要明确亲属关系。

2. 估算发病风险时，能准确画出相应的配子图。

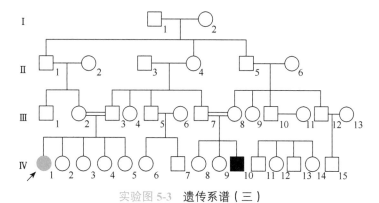

实验图 5-3　遗传系谱（三）

六、实验报告

绘制案例 1 的系谱在实验报告纸上；并按要求对案例 2、3、4 进行分析讨论，将结果填写在实验报告中。

实验六　人类皮肤纹理分析

一、实验目标

1. 学会人类皮肤纹理的印取方法。

2. 初步学会对人类皮肤纹理的分析。

3. 熟悉自己指纹和掌纹的类型。

二、实验用品

方盘、人造海绵垫、印台板、印油或油墨、8K 白纸、纱布、放大镜、直尺、铅笔、量角器。

三、实验原理

皮肤纹理亦称皮纹，即指人的手指、掌面、足趾和跖面的皮嵴和皮沟走向不同而形成的纹理图形。人体的皮纹属多基因遗传，具有个体的特异性。皮纹于胚胎 14 周形成，一旦形成，终生不变，所以皮纹具有高度的稳定性。皮纹分析可对某些遗传病进行辅助性诊断。

四、实验内容与方法

（一）皮纹的印取

1. 把红色印油或油墨适量地倒入方盘的人造海绵垫上，用纱布涂抹均匀，再把白纸平铺于印台板上，准备取印。

2. 受检者洗净双手，擦干。将全掌按在海绵垫上，使掌面获得均匀的印油或油墨（注意不要来回涂抹，印油或油墨量要适中）。

3. 指纹的印取（滚动法）：在对应的掌纹下方，由左至右依次印取 10 个指尖纹。要取印的手指要伸直，其余的手指弯曲，逐个从一侧向另一侧轻轻滚动 1 次（切忌来回滚动，以免图像重叠），注意印出手指两侧的皮纹，左右手分别依次按照拇指、示指、中指、环指、小指记为 1、2、3、4、5。

4. 掌纹的印取（按压法）：先将掌腕线印在白纸上，然后从后向前按掌、指顺序逐步轻轻放下，手指自然分开，用另一手适当用力按压印取皮纹手的背部，将全掌的各部分均匀地印在白纸上，尤其是腕部、掌心及手指基部，以免漏印；提起手掌时，先将指头翘起，然后是掌和掌腕面，这样便可获得理想的全掌皮纹。注意不可加压过重，不可移动手掌和白纸，以免使皮纹模糊不清或重叠。受检者左右手轮换印取掌纹。

（二）皮纹的分析

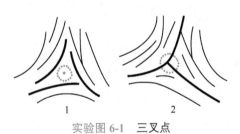

实验图 6-1 三叉点

1. 指纹分析

（1）指纹类型 根据指端外侧三叉点（指不同指纹的纹线的汇聚点）（实验图 6-1）的有无和数目可分为弓形纹、箕形纹和斗形纹 3 种类型。

弓形纹的纹线由一侧起始向上弯曲到对侧，中间隆起如弓形，两侧均无三叉点，可分为简单弓形纹（简弓）和帐篷式弓形纹（帐弓）。箕形纹的纹线自一侧起始斜向上弯曲后再回归起始侧，有一个三叉点，箕口朝向尺侧称为尺箕，箕口朝向桡侧称为桡箕（实验图 6-2）。

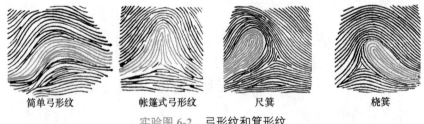

简单弓形纹　　帐篷式弓形纹　　尺箕　　桡箕

实验图 6-2 弓形纹和箕形纹

斗形纹的纹线多呈同心圆状或螺旋状或由两个箕头相互绞合组成。纹线呈同心圆形的称为环形斗，纹线呈螺旋状的称为螺形斗。纹线由两个箕形纹的箕头相互绞合组成的称为双箕斗（实验图 6-3）。

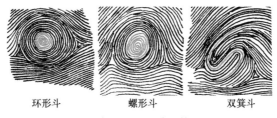

环形斗　　　螺形斗　　　双箕斗

实验图 6-3　斗形纹

（2）嵴纹计数　指从纹理的中心到三叉点用线相连，计算线段穿过纹线的数目（连线两点不计）。从箕形纹或斗形纹的纹心向一侧或两侧三叉点连线，线段经过的嵴纹条数称为嵴纹数。

1）嵴纹数：弓形纹由于没有纹心和三叉点，其嵴纹数为 0；箕形纹从中心到三叉点中心绘一直线，计算直线通过的嵴纹数，由于只有一个三叉点，故有 1 个嵴纹数；斗形纹因有两个三叉点，可得到两个嵴纹数值，只计多的一侧数值；双箕斗分别先计算两中心点与各自三叉点连线所通过的嵴纹数，再计算两中心点连线所通过的嵴纹数，然后将三个数相加起来的总数除以 2，即为该指纹的嵴纹数（实验图 6-4）。

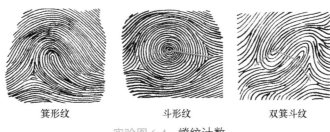

箕形纹　　　　　斗形纹　　　　　双箕斗纹

实验图 6-4　嵴纹计数

2）总指嵴纹数（TFRC）计算：十个手指嵴纹计数的总和即为总指嵴纹数。我国男性平均值为 144 条，女性为 138 条。

2. 掌纹分析

（1）掌纹　正常人的掌纹主要有 3 条，即大鱼际纵褶纹、远侧横褶纹和近侧横褶纹（实验图 6-5）。有时远侧横褶纹和近侧横褶纹连接成一条单一的褶纹横贯全掌，称为猿线，我国称为通贯手。

（2）atd 角的测量方法　atd 角是指在示指下有一个三叉点 a，小指下有一个三叉点 d，分别引一直线连接位于腕关节褶线远侧的轴三叉点 t 所形成的夹角。我国正常人 atd 角的平均值为 41°。atd 角小于 45° 用 t 表示；45° ～ 56° 用 t′ 表示；大于 56° 用 t″ 表示（实验图 6-6）。多数人的轴三叉点距腕线 1.4cm，但某些染色体病患者中可见 t 位置上移而形成 t′ 甚至 t″。

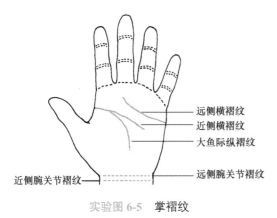

远侧横褶纹
近侧横褶纹
大鱼际纵褶纹
近侧腕关节褶纹
远侧腕关节褶纹

实验图 6-5　掌褶纹

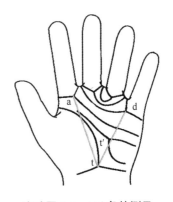

实验图 6-6　atd 角的测量

五、实验注意事项

1. 取印时必须洗净手上的污垢，以免取印的指纹不清晰。

2. 取印时印油要适量, 印油要均匀涂抹, 切忌来回涂抹。

3. 取印时不可施压过大, 不可移动手指、手掌或纸张, 以免皮纹重叠或模糊不清。

4. 印指纹时, 要有三面指纹, 取印滚动时用力要轻而均匀; 印掌纹时, 要有手腕线。

六、实 验 报 告

1. 观察受检者指纹和掌纹的类型。

2. 计数实验者的总指嵴纹数。

3. 测量双手的 atd 角。

（谢玲林）

参考文献

傅松滨，2018.医学遗传学.第4版.北京：北京大学医学出版社.

关晶，2019.细胞生物学和医学遗传学.北京：人民卫生出版社.

胡火珍，税青林，2015.医学细胞生物学.第7版.北京：科学出版社.

梁素华，邓初夏，2019.医学遗传学.第5版.北京：人民卫生出版社.

刘观昌，马少宁，2015.生物化学检验.第4版.北京：人民卫生出版社.

龙莉，杨明，2018.医学遗传学.北京：科学出版社.

彭凤兰，刘凌霄，2015.医学遗传与优生学.北京：科学出版社.

王洪波，王敬红，2016.遗传与优生.北京：人民卫生出版社.

王敬红，2019.细胞生物学与医学遗传学.北京：科学出版社.

王培林，傅松滨，2016.医学遗传学.第4版.北京：科学出版社.

张涛，吴来春，周长文，2015.医学遗传学.第3版.北京：北京大学医学出版社.

赵斌，王宇，2016.医学遗传学基础.第4版.北京：科学出版社.

朱劲华，高璀乡，2017.医学遗传学与优生学基础.第2版.北京：化学工业出版社.

左伋，2018.医学遗传学.第7版.北京：人民卫生出版社.

目标检测参考答案

第1章　绪论

1. D　2. A　3. A　4. C　5. C

第2章　遗传的细胞学基础

1. D　2. E　3. B　4. C　5. E　6. D　7. A　8. D　9. C　10. C

第3章　遗传的分子学基础

1. B　2. C　3. B　4. D　5. C　6. C　7. E　8. A　9. D　10. B

第4章　遗传的基本定律

1. D　2. . E　3. B　4. B　5. A　6. C　7. D　8. B　9. E　10. B

第5章　单基因遗传病

1. A　2. E　3. B　4. E　5. C　6. B　7. D　8. E　9. C　10. A

第6章　多基因遗传病

1. D　2. C　3. E　4. B　5. B

第7章　染色体遗传病

1. D　2. A　3. C　4. A　5. B　6. E　7. D　8. C　9. B　10. E

第8章　线粒体遗传病

1. D　2. E　3. E　4. A

第9章　人类生化遗传病

1. D　2. C　3. A　4. A　5. C　6. A　7. A

第10章　肿瘤遗传学

1. E　2. A　3. E　4. C　5. E　6. B　7. A　8. D

第11章　药物遗传学

1. B　2. E　3. B　4. C　5. D

第12章　遗传病的诊断与防治

1. E　2. D　3. D　4. B　5. E　6. D　7. D

第13章　遗传与优生

1. D　2. E　3. E　4. A　5. C　6. D